高等卫生职业教育课程改革融媒体创新教材

病原生物学与免疫学学习指导

主　编　吕文涛
副主编　程丹丹　姜世君　李玉梅
　　　　高莹慧　戴春红

上海科学技术出版社

图书在版编目（CIP）数据

病原生物学与免疫学学习指导 / 吕文涛主编. -- 上海 : 上海科学技术出版社, 2024.1
高等卫生职业教育课程改革融媒体创新教材
ISBN 978-7-5478-6459-3

Ⅰ. ①病… Ⅱ. ①吕… Ⅲ. ①病原微生物—高等职业教育—教学参考资料②免疫学—高等职业教育—教学参考资料 Ⅳ. ①R37②R392

中国国家版本馆CIP数据核字(2023)第241902号

病原生物学与免疫学学习指导
主　编　吕文涛

上海世纪出版(集团)有限公司
上 海 科 学 技 术 出 版 社 出版、发行
(上海市闵行区号景路 159 弄 A 座 9F-10F)
邮政编码 201101　www.sstp.cn

开本　889×1 194　1/16　印张　9.5
字数　279 千
2024 年 1 月第 1 版　　2024 年 1 月第 1 次印刷
ISBN 978-7-5478-6459-3/R · 2920

编 委 会

主　编　吕文涛

副主编　程丹丹　姜世君　李玉梅
　　　　　高莹慧　戴春红

编　委（以姓氏笔画为序）

王义勇　大庆市第五医院
王昊宇　大庆医学高等专科学校
王晓庆　大庆油田总医院
邓珊珊　大庆医学高等专科学校
吕凡芹　大庆第五人民医院
吕文涛　大庆医学高等专科学校
吕茂利　大庆医学高等专科学校
朱　红　大庆市第五人民医院
任　昊　大庆医学高等专科学校
孙建庆　大庆市第五人民医院
李玉梅　大庆市人民医院
李春英　大庆医学高等专科学校
李高峰　大庆市第五人民医院
张　艳　大庆市第五医院
畅彦红　大庆市第五医院

庞秀英　大庆市第五医院
赵晓丹　大庆市第五医院
姜世君　大庆医学高等专科学校
袁　利　大庆医学高等专科学校
高莹慧　大庆市人民医院
崔丽波　大庆市第五医院
程丹丹　大庆医学高等专科学校
褚晓杰　大庆油田总医院
戴春红　大庆市第五医院

前　言

病原生物学与免疫学是一门重要的医学基础学科，与后续病理学、药理学、传染病学等课程密切相关，是临床医学、药学、中药学、护理学及医学检验技术类专业学生的必修课程。为了提高学生的学习兴趣和学习效率，达到学以致用的目的，编者在总结多年教学经验的基础上，编写了《病原生物学与免疫学学习指导》。

本书的编写思路：一是针对高职高专学生的特点，结合人才培养目标的需要，将病原生物学与免疫学的基本知识、基本理论以习题的方式提出并解答；二是根据高职高专医学院校教学工作实际，编写相关实验项目操作指导，每个实验指出实验目的、实验原理、实验内容和方法、实验要求及注意事项，并附有一定量的思考题。本书依照教学进程安排章节次序，可帮助学生巩固基础理论知识，培养学生基本技能，提升教学效果，为学生理解和掌握病原生物与免疫学知识提供帮助，为学生参加执业考试提供指导。三是题型设置符合学生自学、自测的需求。本书主要采用了4种题型，即选择题(A1、A2、A3型题和B型题)、判断题、名词解释、简答题。其中，A1型题指单句型单项选择题，由1个题干、5个备选答案组成；A2型题指病例摘要型单项选择题，由1个简要病例作为题干、5个备选答案组成；A3型题指病例组型单项选择题，由1个患者病例为情境，提出2~3个与病例相关的问题；B型题指标准配伍型单项选择题，每道试题开始是5个备选答案，备选答案后有至少2道试题。习题涉及的内容覆盖教材内容的90%以上；教学大纲要求掌握的内容占总题量的60%左右，要求熟悉的内容占总题量的30%~35%，要求了解的内容占总题量的5%~10%。合理的习题难度，便于学生循序渐进、有针对性地自学、自测、自我反馈和纠正，并能够满足学生参加各类考试的复习需求。

本书适合大、中专临床医学、护理学、药学、医学检验技术等医学相关专业学生学习使用，也可作为医学相关专业学生参加执业考试的参考书，还可为社会人员熟悉和了解微生物学、免疫学、寄生虫学及相关检验技术提供参考。

本书由吕文涛任主编，程丹丹、姜世君、李玉梅、高莹慧、戴春红任副主编，庞秀英也参与了本书的编写。编写人员具体分工如下：吕文涛编写第一章至第四章和第二十六章；程丹丹编写第五章至第七章；姜世君编写第八章至第十章；李玉梅编写第十一章和第十二章，其中褚晓杰也参与编写第十二章；高莹慧编写第十三章和第十四章，其中褚晓杰和王晓庆也分别参与编写第十三章和第十四章；戴春红编写第十五章和第十六章，其中王晓庆和王昊宇也分别参与编写第十五章和第十六章；庞秀英、李高峰共同编写第十七章和第十八章；赵晓丹、畅彦红共同编写第十九章；孙建庆、王义勇共同编写第二十章；崔丽波、吕凡芹共同编写第二十一章；朱红、张艳共同编写第二十二章；邓珊珊编写第二十三章和第二十五章，其中李春英、吕茂利也分别参与编写第二十三章和第二十五章；李春英、吕茂利共同编写第二十四章；吕茂利、张艳共同编写第二十七章；赵晓丹、畅彦红、孙建庆、王义勇、崔丽波、吕凡芹、褚晓杰、王晓庆、袁利分别编写实训一、实训二、实训三、实训四、实训五、实训六、实训七、实训八和实训十；任昊编写了实训九和实训十一。

病原生物学与免疫学的发展日新月异，医学教育的改革不断向纵深发展，限于编者的学术及认知水平，本书难免存在缺点和不足。为此，希望广大师生对本书提出宝贵意见，以便及时加以改进。

编　者

2023 年 11 月

目 录

第一篇 免疫学 …… 1
第一章 绪论 …… 1
第二章 免疫系统 …… 4
第三章 抗原 …… 7
第四章 免疫球蛋白与抗体 …… 10
第五章 补体系统 …… 13
第六章 免疫应答 …… 16
第七章 免疫与临床 …… 20
第二篇 微生物学 …… 23
第八章 细菌的形态与结构 …… 23
第九章 细菌的生长繁殖与培养 …… 27
第十章 细菌的分布与消毒灭菌 …… 30
第十一章 细菌的遗传与变异 …… 34
第十二章 细菌的致病性与感染 …… 37
第十三章 需氧和兼性厌氧球菌 …… 41
第十四章 革兰阴性需氧和兼性厌氧杆菌 …… 47
第十五章 革兰阳性需氧和兼性厌氧杆菌 …… 52
第十六章 分枝杆菌属、诺卡菌属及放线菌属 …… 55
第十七章 厌氧菌 …… 58
第十八章 螺旋体、支原体、衣原体、立克次体 …… 63
第十九章 真菌 …… 66
第二十章 病毒的基本性状 …… 69
第二十一章 呼吸道病毒 …… 73
第二十二章 消化道病毒 …… 76
第二十三章 肝炎病毒 …… 79
第二十四章 逆转录病毒和其他病毒 …… 83
第三篇 人体寄生虫学 …… 86
第二十五章 人体寄生虫概论 …… 86

第二十六章　常见医学蠕虫 …… 89
第二十七章　常见医学原虫 …… 93
第四篇　实验指导 …… 96
实训一　玻片凝集试验 …… 96
实训二　单向琼脂扩散试验 …… 98
实训三　双向琼脂扩散试验 …… 100
实训四　酶联免疫吸附试验 …… 101
实训五　斑点免疫层析试验 …… 103
实训六　细菌分离培养 …… 104
实训七　细菌的分布 …… 106
实训八　革兰染色法 …… 107
实训九　显微镜油镜的使用和维护 …… 109
实训十　肠道杆菌的生化反应 …… 111
实训十一　抗酸染色法 …… 112
参考答案 …… 113
参考文献 …… 144

第一篇　免　疫　学

第一章　绪　　论

一、选择题

【A1 型题】

1.免疫是指(　　)

A.机体抗感染的过程

B.机体免疫系统识别和排除抗原性异物的过程

C.机体对病原微生物的防御过程

D.机体清除自身衰老、死亡细胞的过程

E.机体清除自身突变细胞的能力

2.免疫对机体是(　　)

A.有害的　　B.有利的　　C.有利也有害

D.有利无害　　E.正常条件下有利,异常条件下有害

3.免疫监视功能失调时,机体易发生(　　)

A.肿瘤　　B.超敏反应　　C.自身免疫病

D.免疫缺陷病　　E.反复感染

4.机体抵抗病原微生物感染的功能称为(　　)

A.免疫监视　　B.免疫自稳　　C.免疫耐受

D.免疫防御　　E.免疫识别

5.机体免疫防御功能过强可导致(　　)

A.严重感染　　B.免疫缺陷　　C.超敏反应

D.自身免疫病　　E.肿瘤

6.机体免疫防御功能过弱,机体易发生(　　)

A.肿瘤　　B.超敏反应　　C.自身免疫病

D.严重感染　　E.反复感染

7.机体免疫系统识别和清除衰老、损伤的细胞的功能称为(　　)

A.免疫监视　　B.免疫自稳　　C.免疫耐受

D.免疫防御　　E.免疫识别

8.微生物是一类体形细小、构造简单、(　　)

A.肉眼看不见的多细胞生物

B.必须用显微镜才能见到的微小生物

C.需电子显微镜才能见到的生物
D.具有细胞结构的微小生物
E.非细胞结构的生物
9.下列生物中不属于微生物的是(　　)
A.细菌　B.真菌　C.疟原虫
D.衣原体　E.立克次体
10.最早用人痘苗预防天花的国家是(　　)
A.法国　B.中国　C.英国
D.美国　E.印度
11.英国医生 Edward Jenner 发明了(　　)
A.白喉抗毒素　B.狂犬病疫苗　C.人痘苗
D.牛痘苗　E.卡介苗
12.下列不属于原核细胞型微生物的是(　　)
A.衣原体　B.螺旋体　C.病毒
D.细菌　E.放线菌
13.真核细胞型微生物是指(　　)
A.真菌　B.病毒　C.衣原体
D.细菌　E.放线菌
14.下列属于非细胞型微生物的是(　　)
A.衣原体　B.真菌　C.病毒
D.细菌　E.放线菌

【B 型题】
1~3 题共用备选答案
A.琴纳　B.巴斯德　C.贝林
D.兰兹泰纳　E.欧文
1.发明狂犬病疫苗的是(　　)
2.首次应用抗毒素治疗患者的是(　　)
3.发明牛痘的是(　　)

二、判断题

(　　)1.免疫是机体的一种生理功能,其作用总是对机体有利的。
(　　)2.支原体、衣原体、放线菌、立克次体、螺旋体和细菌均属于原核细胞型微生物。

三、名词解释

1.免疫

2.微生物

四、简答题

1.依据分化程度、化学组成可将微生物分为哪几类？每一类试各举一例。

2.简述原核细胞型微生物的种类与特征。

第二章 免疫系统

一、选择题

【A1 型题】

1.下列属于中枢免疫器官的是(　　)

A.胸腺　　B.脾　　C.淋巴结

D.扁桃体　　E.肝

2.免疫细胞产生、发育、分化成熟的场所为(　　)

A.胸腺和淋巴结　　B.脾脏和胸腺　　C.骨髓和黏膜免疫系统

D.淋巴结和脾脏　　E.胸腺和骨髓

3.T 细胞分化成熟的场所是(　　)

A.骨髓　　B.胸腺　　C.法氏囊

D.脾脏　　E.淋巴结

4.切除胸腺的新生鼠的淋巴结中缺乏下列哪种细胞(　　)

A.巨噬细胞　　B.B 淋巴细胞　　C.T 淋巴细胞

D.干细胞　　E.粒细胞

5.人体中单位体积最大的免疫器官是(　　)

A.胸腺　　B.法氏囊　　C.脾脏

D.淋巴结　　E.骨髓

6.外周免疫器官是(　　)

A.淋巴结、脾脏、胸腺

B.胸腺、淋巴结、黏膜组织

C.脾脏、淋巴结、黏膜相关淋巴组织

D.骨髓和黏膜相关淋巴组织

E.扁桃体、淋巴结和骨髓

7.T 细胞和 B 细胞定居的场所是(　　)

A.骨髓　　B.外周免疫器官　　C.中枢免疫器官

D.胸腺　　E.腔上囊

8.中枢免疫器官与外周免疫器官的区别是(　　)

A.中枢免疫器官是 T 细胞的分化成熟部位

B.外周免疫器官是 B 细胞的分化成熟部位

C.中枢免疫器官是免疫细胞分化成熟的部位,外周免疫器官是免疫细胞定居及发生免疫应答的场所

D.外周免疫器官是 T 细胞分化成熟的场所

E.中枢免疫器官是 B 细胞分化成熟的场所

9.T、B 细胞发生免疫应答的场所是(　　)

A.骨髓　　B.外周免疫器官　　C.中枢免疫器官

D.胸腺　　E.血流

10.T 细胞识别抗原的受体是(　　)

A.C3b 受体　　B.Fc 受体　　C.E 受体

D.TCR　　E.mIg

11.能被 $CD4^+$ T 细胞识别结合的分子是(　　)

A.MHC Ⅰ类分子　　B.MHC Ⅱ类分子　　C.抗原肽-MHC Ⅰ类分子

D.抗原肽-MHC Ⅱ类分子　　E.HLA DM

12.下列哪种表面标志是 T 细胞没有的(　　)

A.CD28　　B.CD3　　C.CD4

D.CD10　　E.CD8

13.下列能与绵羊 RBC 形成 E 花环的细胞是(　　)

A.LAK 细胞　　B.NK 细胞　　C.T 细胞

D.B 细胞　　E.单核巨噬细胞

14.TCR 识别抗原的信号传递是通过哪项进行传递的(　　)

A.CD2　　B.SmIg　　C.Igα、Igβ

D.CD3　　E.MHC Ⅰ/MHC Ⅱ类分子

15.既具有吞噬功能又具有抗原加工呈递作用的细胞是(　　)

A.中性粒细胞　　B.巨噬细胞　　C.树突状细胞

D.B 细胞　　E.T 细胞

【B 型题】

1~2 题共用备选答案

A.MHC Ⅰ类分子　　B.MHC Ⅱ类分子　　C.MHC Ⅲ类分子

D.TCR　　E.BCR

1.与 CD4 分子结合的配体是(　　)

2.与 CD8 分子结合的配体是(　　)

3~5 题共用备选答案

A.胸腺　　B.骨髓　　C.腔上囊

D.淋巴结　　E.脾

3.鸟类 B 细胞成熟的场所是(　　)

4.T 细胞成熟的场所是(　　)

5.人类 B 细胞成熟的场所是(　　)

二、判断题

(　　)1.免疫应答的发生部位主要在中枢免疫器官内。

(　　)2.树突细胞是体内功能最强的抗原提呈细胞。

(　　)3.T 细胞发育成熟的场所在骨髓。

(　　)4.免疫系统由免疫器官、免疫细胞、免疫分子组成。

三、名词解释

1.免疫细胞

2.抗原提呈细胞

四、简答题

1.简述免疫器官的分类及每类中包含的免疫器官。

2.T 细胞表面分子主要有哪些?

第三章 抗 原

一、选择题

【A1 型题】

1.抗原应具有两个特性是( )

A.致病性和免疫原性　B.变应原性和免疫原性　C.毒性和免疫原性

D.毒性和反应原性　E.免疫原性和抗原性

2.免疫学中的非己物质不包括( )

A.结构发生改变的自身物质

B.同种异型物质

C.胚胎期免疫细胞未接触的物质

D.异种物质

E.胚胎期免疫细胞接触的物质

3.决定抗原特异性的物质基础是( )

A.抗原决定簇　B.抗原的大小　C.抗原的电荷性质

D.载体的性质　E.抗原的物理性状

4.仅有抗原性而无免疫原性的物质是( )

A.超抗原　B.半抗原　C.完全抗原

D.异嗜性抗原　E.类属抗原

5.下列属于半抗原的物质是( )

A.病毒　B.细菌内毒素　C.类毒素

D.青霉素　E.生理盐水

6.下列选项不是医学上重要的抗原是( )

A.病原微生物　B.外毒素　C.佐剂

D.自身抗原　E.血型抗原

7.血型抗原属于( )

A.异种抗原　B.异嗜性抗原　C.同种异型抗原

D.交叉反应抗原　E.自身抗原

8.同一种属不同个体之间所存在的抗原称( )

A.异种抗原　B.同种异型抗原　C.自身抗原

D.异嗜性抗原　E.独特型抗原

9.存在于不同种属的共同抗原称为( )

A.同种异型抗原完全抗原　B.异种抗原　C.异嗜性抗原

D.自身抗原　E.独特型抗原

10.异嗜性抗原的本质是( )

A.完全抗原　B.共同抗原　C.改变的自身抗原

D.同种异型抗原　　E.半抗原

【B 型题】

1～3 题共用备选答案

A.异种抗原　　B.自身抗原　　C.异嗜性抗原

D.肿瘤抗原　　E.同种异型抗原

1.细菌外毒素是(　　)

2.人晶状体球蛋白是(　　)

3.人类白细胞抗原是(　　)

4～5 题共用备选答案

A.异种抗原　　B.自身抗原　　C.异嗜性抗原

D.肿瘤抗原　　E.同种异型抗原

4.动物免疫血清是(　　)

5.人类红细胞抗原是(　　)

6～8 题共用备选答案

A.超抗原　　B.同种异型抗原　　C.异嗜性抗原

D.自身抗原　　E.肿瘤相关抗原(TAA)

6.甲胎蛋白是(　　)

7.HLA 是(　　)

8.精子可成为(　　)

9～10 题共用备选答案

A.超抗原

B.同种异型抗原

C.异嗜性抗原

D.自身抗原

E.肿瘤相关抗原(TAA)

9.链球菌与人的心肌细胞之间的共同抗原是(　　)

10.Rh 血型抗原属于(　　)

二、判断题

(　　)1.半抗原只具有免疫原性而没有反应原性。

(　　)2.抗原的异物性越强,免疫原性越弱。

(　　)3.交叉反应的出现是由于共同抗原的存在。

(　　)4.具备免疫原性和抗原性的抗原称为完全抗原。

三、名词解释

共同抗原

四、简答题

1.简述抗原的特性。

2.医学上有哪些重要的抗原物质?

第四章　免疫球蛋白与抗体

一、选择题

【A1 型题】

1.产生抗体的细胞是(　　)

A.T 细胞　　B.B 细胞　　C.浆细胞

D.NK 细胞　　E.肥大细胞

2.抗体与抗原结合的部位是(　　)

A.V_L 和 V_H　　B.C_H1 区　　C.铰链区

D.C_H3 区　　E.C_H2 区

3.IgG 的补体结合部位在(　　)

A.Fab 段　　B.Fc 段　　C.C_H4

D.C_H2　　E.铰链区

4.免疫接种后首先产生的抗体是(　　)

A.IgA　　B.IgM　　C.IgG

D.IgD　　E.IgE

5.能与肥大细胞和嗜碱性粒细胞结合的抗体是(　　)

A.IgG　　B.IgA　　C.IgM

D.IgE　　E.IgD

6.参与黏膜局部抗感染的免疫球蛋白是(　　)

A.sIgA　　B.IgM　　C.IgG

D.IgD　　E.IgE

7.介导 NK 细胞、巨噬细胞、中性粒细胞发挥 ADCC 效应的抗体主要是(　　)

A.IgA　　B.IgM　　C.IgG

D.IgD　　E.IgE

8.新生儿从母乳中获得的抗体是(　　)

A.IgA 类抗体　　B.IgM 类抗体　　C.IgG 类抗体

D.IgD 类抗体　　E.IgE 类抗体

【B 型题】

1~3 题共用备选答案

A.IgG　　B.IgM　　C.IgA

D.IgD　　E.IgE

1.巨球蛋白是(　　)

2.参与 I 型超敏反应的抗体是(　　)

3.血清中含量最高的抗体是(　　)

4～5 题共用备选答案

A.IgG　B.IgM　C.IgA

D.IgD　E.IgE

4.激活补体能力最强的抗体是(　　)

5.唯一能通过胎盘屏障的抗体是(　　)

6～8 题共用备选答案

A.sIgA　B.IgM　C.IgG

D.IgD　E.IgE

6.血清含量最高的抗体是(　　)

7.具有早期诊断意义的抗体是(　　)

8.防止病原体从黏膜侵入的抗体是(　　)

9～11 题共用备选答案

A.sIgA　B.IgM　C.IgG

D.IgD　E.IgE

9.初乳中含有的大量抗体是(　　)

10.Rh 抗体是(　　)

11.分子量最大的抗体是(　　)

12～14 题共用备选答案

A.sIgA　B.IgM　C.IgG

D.IgD　E.IgE

12.人类个体发育过程中,最早合成的抗体是(　　)

13.胎儿宫内感染,脐带血中何种抗体水平升高(　　)

14.在新生儿抗感染中起重要作用的抗体是(　　)

15～17 题共用备选答案

A.单体　B.二聚体　C.三聚体

D.四聚体　E.五聚体

15.天然 IgM 是(　　)

16.sIgA 是(　　)

17.天然 IgG 是(　　)

二、判断题

(　　)1.肥大细胞和嗜碱性粒细胞表面具有 IgE 的 Fc 的受体。

(　　)2.免疫球蛋白就是抗体,免疫球蛋白包含于抗体中。

(　　)3.抗体的超变区是与抗原决定基结合的部位。

(　　)4.抗体能与相应抗原特异性结合,抗体都是免疫球蛋白。

(　　)5.V_H 和 V_L 被称为免疫球蛋白的可变区。

(　　)6.体内抗菌、中和毒素、抗病毒作用最强的是 IgM。

三、名词解释

1.免疫球蛋白

2.抗体

四、简答题

1.简述抗体的生物学效应。

2.简述免疫球蛋白的基本结构。

第五章 补 体 系 统

一、选择题

【A1 型题】

1.补体旁路激活途径的C3转化酶是(　　)

A.C4b2a　　B.C4b2a3b　　C.C3bBb3b

D.C3bBb　　E.C1INH

2.补体不具备下列哪种作用(　　)

A.溶解细胞　　B.调理作用　　C.过敏毒素

D.趋化作用　　E.中和毒素

3.激活补体的经典途径的主要物质是(　　)

A.细菌的脂多糖　　B.备解素　　C.聚合的抗体分子

D.抗原抗体复合物　　E.酵母多糖

4.细胞溶解的关键性补体成分是(　　)

A.B 因子　　B.P 因子　　C.D 因子

D.膜攻击复合体　　E.C1

5.在经典激活途径中补体的识别单位是(　　)

A.C3　　B.C2　　C.C1

D.C9　　E.C5

6.关于补体的叙述,哪项是错误的(　　)

A.存在于人和动物新鲜血清中

B.具有酶活性

C.其性质不稳定

D.其作用是非特异性的

E.受抗原刺激后产生的

7.形成膜攻击复合体的补体成分是(　　)

A.C5b　　B.C5b67　　C.C5b678

D.C5b6789　　E.C1~9

8.下列哪种成分与C3转化酶无关(　　)

A.C3　　B.C4　　C.C5

D.C2　　E.P 因子

9.具有调理作用的补体成分是(　　)

A.C4a　　B.C3b　　C.C3a

D.C2b　　E.C5b

10.在旁路激活途径中首先激活的补体成分是(　　)

A.C3　　B.C2　　C.C1

D.C9　E.C5

11.具有调理作用的补体裂解产物是(　　)

A.C4a　B.C5a　C.C3a

D.C3b　E.C5b

12.参与旁路激活途径的补体成分是(　　)

A.C3～C9　B.C5～C9　C.C1～C9

D.C1～C4　E.C1、C2、C4

13.关于补体的叙述,下列哪项是正确的(　　)

A.参与凝集反应

B.对热稳定

C.在免疫病理过程中发挥重要作用

D.有免疫调节作用,无炎症介质作用

E.补体只在特异性免疫效应阶段发挥作用

14.与免疫球蛋白 Fc 段补体结合点相结合的补体分子是(　　)

A.C3　B.C1q　C.C1r

D.C1s　E.以上都不是

15.下列哪种补体成分在激活效应的放大作用中起重要作用(　　)

A.C1　B.C2　C.C3

D.C4　E.C5

16.经典途径中各补体成分激活的顺序是(　　)

A.C143256789　B.C124536789　C.C142356789

D.C124356789　E.C123456789

17.通过自行衰变从而阻断补体级联反应的补体片段是(　　)

A.C2a　B.C3a　C.C3c

D.C4b　E.C5a

18.关于补体三条激活途径的叙述,下列哪项叙述是错误的(　　)

A.三条途径的膜攻击复合物相同

B.旁路途径在感染后期发挥作用

C.经典途径从 C1 激活开始

D.旁路途径从 C3 激活开始

E.MBL 途径中形成的 C3 转化酶是 C4b2b

19.能协助清除免疫复合物的补体裂解片段是(　　)

A.C3a　B.C3b　C.C5a

D.iC3b　E.C3d

20.全身性细菌感染时,补体活性片段主要通过什么途径发挥免疫效应作用(　　)

A.清除免疫复合物　B.ADCC　C.调理作用

D.溶解细胞作用　E.引起炎症反应

21.C1q 能与哪些 Ig 的 Fc 段结合(　　)

A.IgG1、IgG3、IgG4、IgM　B.IgG1、IgG2、IgG3、IgA　C.IgG1、IgG2、IgD、IgM

D.IgG1、IgG2、IgG3、IgM　　E.IgG、IgA、IgM、IgG4

22.参与溶细胞效应的补体成分是(　　)

A.C3b　　B.C4b2b　　C.C5b~9

D.C5b67　　E.C4b2b3b

23.过敏毒素作用最强的补体裂解片段是(　　)

A.C3b　　B.C2a　　C.C3a

D.C4a　　E.C5a

24.能抑制 C1r 和 C1s 酶活性的物质是(　　)

A.C8bp　　B.DAF　　C.C1INH

D.S 蛋白　　E.C4bp

25.在补体经典激活过程中,不被裂解的组分是(　　)

A.C1　　B.C2　　C.C3

D.C4　　E.C6

26.关于补体活化的 MBL 途径,哪项是错误的(　　)

A.激活起始于 MBL 与病原体结合后

B.MBL 具有酶活性

C.其 C3 转化酶是 C4b2b

D.参与非特异性免疫,在感染的早期发挥作用

E.C 反应蛋白可激活 C1q

27.不参与旁路激活途径的补体成分是(　　)

A.C3　　B.C4　　C.C5

D.D 因子　　E.B 因子

二、判断题

(　　)1.补体激活时对机体既有保护作用,又有损伤作用。

(　　)2.补体仅参与非特异性防御反应,不参与特异性免疫反应。

(　　)3.补体经典激活途径激活物中的抗体主要是 IgG 和 IgM。

(　　)4.补体的激活途径主要有三条,分别是经典途径、旁路途径、MBL 途径。

三、名词解释

补体

四、简答题

简述补体的生物学功能。

第六章　免疫应答

一、选择题

【A1 型题】

1.参与细胞免疫的主要细胞是(　　)

A.B 淋巴细胞　　B.T 淋巴细胞　　C.嗜中性粒细胞
D.NK 细胞　　E.浆细胞

2.特异性免疫应答的基本特征不包括(　　)

A.特异性　　B.记忆性　　C.MHC 限制性
D.属于人工被动免疫　　E.都是经抗原刺激产生的

3.免疫应答过程不包括(　　)

A.Mφ 对抗原的处理和提呈
B.B 细胞对抗原的特异性识别
C.T 细胞在胸腺内的分化成熟
D.T、B 细胞的活化、增殖、分化
E.效应细胞和效应分子的产生和作用

4.CTL 杀伤靶细胞的特点是(　　)

A.无须细胞直接接触　　B.无特异性　　C.不受 MHC 限制
D.不需要抗原刺激　　E.具有特异性

5.通过多种分泌细胞因子参与细胞免疫的是(　　)

A.巨噬细胞　　B.NK 细胞　　C.Tc 细胞
D.Th1 细胞　　E.Th2 细胞

6.细胞免疫应答产生的炎症反应主要是由 (　　)

A.Th0 细胞产生的细胞因子引起
B.Th1 细胞产生的细胞因子引起
C.Th2 产生的细胞因子引起
D.CTL 细胞分泌的颗粒酶引起
E.M 细胞产生的细胞因子引起

7.初次应答产生的抗体主要是(　　)

A.IgM　　B.IgG　　C.IgA
D.IgD　　E.IgE

8.关于对抗体产生的再次应答的描述,错误的是(　　)

A.产生抗体量多　　B.在体内持续时间短　　C.抗体亲和力高
D.以 IgG 为主　　E.潜伏期短

9.体液免疫的效应包括(　　)

A.中和作用

B.调理作用

C.补体介导的细胞溶解作用

D.抗体依赖细胞介导的细胞毒性作用

E.以上全是

10.具有免疫记忆的细胞是(　　)

A.巨噬细胞　　B.中性粒细胞　　C.淋巴细胞

D.肥大细胞　　E.NK 细胞

11.具有非特异性细胞毒作用的细胞是(　　)

A.单核细胞　　B.Th 细胞　　C.CTL 细胞

D.NK 细胞　　E.B 细胞

12.下述关于 NK 细胞的正确叙述是(　　)

A.IL-3 能增强其杀菌活性

B.来源于骨髓的髓样细胞系

C.可通过 ADCC 效应杀伤靶细胞

D.表面具有 mIg

E.发挥作用具有特异性

13.表达 FcεR 的细胞为(　　)

A.T 细胞　　B.嗜碱性粒细胞　　C.嗜中性粒细胞

D.单核细胞　　E.巨噬细胞

14.发育早期的 NK 细胞的特有标志是(　　)

A.CD3 分子　　B.*IKAROS* 基因　　C.CD16 分子

D.CD56 分子　　E.CD15 分子

15.促进 NK 细胞杀伤活性的是(　　)

A.KIR　　B.KAR　　C.CSF

D.TCR　　E.CDR

16.NK 细胞主要存在于(　　)

A.血液和淋巴样组织,特别是脾脏

B.血液和淋巴样组织,特别是肝脏

C.血液和淋巴样组织,特别是肾脏

D.血液和淋巴样组织,特别是肌肉

E.血液和淋巴样组织,特别是皮下

17.NK 淋巴细胞在外周血淋巴细胞比例为(　　)

A.10%~15%　　B.5%~10%　　C.5%~15%

D.10%~20%　　E.15%~20%

18.天然免疫系统免疫细胞包括(　　)

A.树突状细胞　　B.B 细胞　　C.T 细胞

D.造血干细胞　　E.NK 细胞

19.吞噬细胞主要包括(　　)

A.NK 细胞和单核-巨噬细胞　　B.单核-巨噬细胞和中性粒细胞　　C.中性粒细胞和树突状细胞

D.NK 细胞和中性粒细胞　　E.中性粒细胞和 APC

20.作为组织中的巨噬细胞的是(　　)

A.内皮细胞　　B.NK 细胞　　C.Kupffer 细胞

D.APC　　E.肥大细胞

21.活化的 $CD4^+$ Th1 细胞释放的 TNF-β 的作用是(　　)

A.促进抗原提呈细胞表达抗肽原-MHC I 类分子

B.促进骨髓干细胞分裂

C.促进血管内皮细胞表达黏附分子

D.促进 IL-2 的进一步释放从而促进 T 细胞增殖

E.加强 FN-γ 的作用

22.以下对 T 细胞介导的细胞免疫的描述,错误的是(　　)

A.由 TD 抗原刺激产生

B.有多种细胞参与

C.能经效应 T 细胞被动转移

D.产生的效应分子其作用均是特异性的

E.有免疫记忆

23.以下对免疫应答的描述，错误的是(　　)

A.对 TD 抗原的应答都产生记忆细胞

B.对 TD 抗原的应答都需 APC 处理和提呈抗原

C.都产生效应产物

D.效应产物的作用均是特异的

E.都能形成免疫耐受

24.关于对 T 淋巴细胞介导的细胞免疫的描述,错误的是(　　)

A.由 TD 抗原引起

B.抗原肽-MHC 复合物与 TCR 结合产生第一信号

C.CD3 传递第二信号

D.TCR 识别抗原受 MHC 限制

E.需抗原提呈细胞参与

25.关于对 $CD4^+$Th1 细胞介导的细胞免疫描述,错误的是(　　)

A.主要是巨噬细胞和 Th 细胞参与

B.局部可出现急性组织损伤

C.表现为单个核细胞浸润为主的炎症

D.伴有 IgG、IgM 水平增加

E.炎症反应出现较迟

26.关于细胞免疫的描述,错误的是(　　)

A.由免疫细胞发挥效应清除抗原　　B.可以是非特异性的　　C.可以是特异性的

D.Tc 和巨噬细胞参与　　E.NK 细胞不参与

27.下列哪些细胞不参与 T 细胞介导的免疫应答(　　)

A.巨噬细胞　　B.Tc　　C.Th

D.TDTH　　E.NK 细胞

28.下列哪种细胞因子不是活化的 T 淋巴细胞释放的(　　)

A.TNF-β　　B.IL-2　　C.IL-4

D.TNF-α　　E.IL-1

29.下列关于特异性细胞免疫应答的描述，错误的是(　　)

A.由 T 淋巴细胞介导

B.需特异性抗原刺激

C.活化的巨噬细胞是重要的效应细胞

D.能特异性杀伤靶细胞

E.NK 细胞参与

30.$CD4^+$T 细胞介导的细胞免疫现象是(　　)

A.迟发型超敏反应性炎症　　B.ADCC 作用　　C.杀伤表达特异抗原的靶细胞

D.输血反应　　E.毒素与抗毒素的中和反应

二、判断题

(　　)1.细胞免疫的效应细胞主要是 TH1 细胞和 CTL 细胞。

(　　)2.特异性免疫应答可分为细胞免疫应答和体液免疫应答。

三、名词解释

1.免疫应答

2.再次应答

四、简答题

1.简述抗体产生的一般规律。

2.简述细胞免疫的生物学效应。

第七章　免疫与临床

一、选择题

【A1 型题】

1. Ⅰ型超敏反应又称为(　　)

A.免疫复合物型超敏反应　　B.迟发型超敏反应　　C.速发型超敏反应

D.细胞毒型超敏反应　　E.细胞溶解型超敏反应

2.介导Ⅰ型超敏反应的抗体主要是(　　)

A.IgG　　B.IgD　　C.IgE

D.IgM　　E.IgA

3.下列哪种疾病属于Ⅱ型超敏反应(　　)

A.过敏性鼻炎　　B.新生儿溶血症　　C.移植排斥反应

D.类风湿　　E.荨麻疹

4.参与Ⅲ型超敏反应病变的主要细胞是(　　)

A.Mφ　　B.肥大细胞和嗜碱性粒细胞　　C.中性粒细胞

D.血小板　　E.NK 细胞

5.Ⅲ型超敏反应中造成组织损伤的主要因素是(　　)

A.免疫复合物沉积　　B.中性粒细胞释放溶酶体酶　　C.血管通透性增加

D.血管活性介质释放　　E.免疫复合物的形成

6.下列疾病不属于Ⅲ型超敏反应的是(　　)

A.接触性皮炎　　B.类风湿关节炎　　C.血清病

D.Arthus 反应　　E.过敏性肺泡炎

7.抗体介导的超敏反应有(　　)

A.Ⅰ、Ⅱ、Ⅳ型超敏反应

B.Ⅰ、Ⅱ、Ⅲ型超敏反应

C.Ⅰ、Ⅲ、Ⅳ型超敏反应

D.Ⅱ、Ⅲ、Ⅳ型超敏反应

E.Ⅱ、Ⅳ、Ⅴ型超敏反应

8.胎儿从母体获得 IgG 属于(　　)

A.人工被动免疫　　B.人工主动免疫　　C.自然主动免疫

D.自然被动免疫　　E.过继免疫

9.下列哪个选项属于人工主动免疫(　　)

A.注射丙种球蛋白预防麻疹

B.接种卡介苗预防结核

C.注射免疫核糖核酸治疗恶性肿瘤

D.静脉注射 LAK 细胞治疗肿瘤

E.骨髓移植治疗白血病

10.关于抗毒素的使用，错误的是( )

A.可能发生过敏反应

B.治疗时要早期足量

C.可作为免疫增强剂给儿童多次注射

D.对过敏机体应采取脱敏疗法

E.只能用于紧急预防或治疗

11.卡介苗可用于下列哪种疾病的预防( )

A.结核病　　B.皮肌炎　　C.膀胱癌

D.类风湿关节炎　　E.甲状腺功能亢进

【A2 型题】

1.患者，男，19 岁。注射大量破伤风抗毒素后 10 天，出现疲乏、头痛、肌肉痛和关节痛，实验室检查尿蛋白量阳性，血清中免疫球蛋白水平正常，补体 C3 和 C4 含量下降，产生此临床表现的最可能原因是( )

A.由破伤风抗毒素与外毒素结合形成 IC 沉积引起

B.由破伤风外毒素引起的过敏反应

C.由抗毒素血清蛋白与相应抗体结合形成的 IC 沉积引起

D.由破伤风抗毒素引起的迟发型超敏反应

E.以上都不对

2.患者，女，29 岁。分娩产下的婴儿发生新生儿溶血，经检查发现婴儿血型为 Rh+，孕妇为 Rh-，关于该病下述说法不正确的是( )

A.该孕妇可能为经产妇

B.引起新生儿溶血的抗体为来自母体的 IgG 抗体

C.引起新生儿溶血的抗体为新生儿自己产生 IgG 抗体

D.分娩后 72h 内给母体注射抗 Rh+血清，可预防该病

E.补体参与该病的发病机制

【A3 型题】

患者，女，38 岁。哮喘 1 个月余，三四年前出现打喷嚏、流清水涕，伴有眼痒、耳痒症状，每年春季开始发作，到夏秋季时近 1 个多月症状加重，出现咳嗽、喘，晚上更加明显，家族中姥姥患有哮喘。因咳嗽、喘、打喷嚏、流清水涕、眼睛发痒、耳朵发痒就诊，双肺听诊检查出现哮鸣音。经体内、体外表转化检查为粉螨 3 级、早春花粉 4 级过敏。诊断为过敏性哮喘。

1.该患者所患疾病属于( )

A.Ⅰ型超敏反应　　B.Ⅱ型超敏反应　　C.Ⅲ型超敏反应

D.Ⅳ型超敏反应　　E.Ⅱ型超敏反应和Ⅲ型超敏反应

2.流清水涕是由什么原因导致的( )

A.毛细血管收缩　　B.腺体分泌量减少　　C.腺体分泌量增加

D.平滑肌舒张　　E.毛细血管通透性降低

产妇，女，28 岁，已婚，曾因子宫异位妊娠做过流产，现再次妊娠至生产，新生儿出生 24 小时内出现黄疸、贫血、肝脾肿大。产妇血型 O 型 Rh(-)。

3.新生儿所患疾病可能是(　　)

A.血清过敏性休克　　B.血清病　　C.自身免疫性溶血性贫血

D.新生儿溶血症　　E.传染性超敏反应

4.该疾病属于(　　)

A.Ⅰ型超敏反应　　B.Ⅱ型超敏反应　　C.Ⅲ型超敏反应

D.Ⅳ型超敏反应　　E.Ⅱ型超敏反应和Ⅲ型超敏反应

【B 型题】

1~3 题共用备选答案

A.Ⅰ型超敏反应　　B.Ⅱ型超敏反应　　C.Ⅲ型超敏反应

D.Ⅳ型超敏反应　　E.免疫缺陷病

1.青霉素过敏性休克是(　　)

2.接触性皮炎是(　　)

3.类风湿关节炎是(　　)

4~6 题共用备选答案

A.初次注入大量抗毒素的马血清引起的血清病

B.血清性过敏性休克

C.接触性皮炎

D.药物过敏性血细胞减少症

E.共济失调-毛细血管扩张症

4.属于Ⅰ型超敏反应的是(　　)

5.属于Ⅱ型超敏反应的是(　　)

6.属于Ⅲ型超敏反应的是(　　)

二、判断题

(　　)1.同一变应原可引起多种类型的超敏反应,如青霉素可引起Ⅰ、Ⅱ、Ⅲ、Ⅳ型超敏反应。

(　　)2.所有类型超敏反应的发生均需要再次接受相同抗原的刺激。

(　　)3.Ⅳ型超敏反应又称为迟发型超敏反应。

(　　)4.过敏性鼻炎属于Ⅱ型超敏反应。

(　　)5.人工免疫包括人工主动免疫和人工被动免疫。

(　　)6.人工主动免疫制品主要包括疫苗、类毒素等。

三、名词解释

1.变应原

2.超敏反应

四、简答题

简述Ⅰ型超敏反应的特点。

第二篇　微生物学

第八章　细菌的形态与结构

一、选择题

【A1 型题】

1.测量细菌大小采用的单位是(　　)

A.nm　　B.μm　　C.cm　　D.m　　E.mm

2.不属于细菌基本结构的是(　　)

A.鞭毛　　B.细胞质　　C.细胞膜　　D.核质　　E.细胞壁

3.细菌细胞壁的主要功能是(　　)

A.生物合成　　B.维持细菌的外形　　C.形成中介体　　D.呼吸作用　　E.能量产生

4.革兰阳性菌细胞壁的主要成分是(　　)

A.蛋白质　　B.脂蛋白　　C.肽聚糖　　D.磷壁酸　　E.脂多糖

5.革兰阴性菌脂多糖在(　　)

A.细胞膜上　　B.膜磷壁酸上　　C.肽聚糖层上　　D.外膜上　　E.壁磷壁酸上

6.革兰阳性菌与革兰阴性菌的细胞壁肽聚糖结构的主要区别在于(　　)

A.聚糖骨架　　B.四肽侧链　　C.五肽交联桥　　D.β-1,4 糖苷键　　E.以上都不是

7.革兰阳性菌细胞壁的特殊组分是(　　)

A.肽聚糖　　B.核蛋白体　　C.磷壁酸　　D.脂多糖　　E.脂质 A

8.革兰阳性与革兰阴性菌细胞壁化学组成的共同成分是(　　)

A.磷壁酸　　B.肽聚糖　　C.外膜　　D.脂多糖　　E.脂蛋白

9.有关 G^+ 菌细胞壁的特点不正确的是(　　)

A.主要成分为黏肽　　B.含有磷壁酸　　C.对青霉素敏感

D.含有大量脂多糖　　E.易被溶菌酶裂解

10.对革兰阴性菌的细胞壁描述正确的是(　　)

A.肽聚糖层厚,多达 50 层　　B.肽聚糖为二维平面结构　　C.含磷壁酸

D.含少量表面蛋白质和复合多糖　　E.以上均对

11.革兰阴性菌细胞壁的组成成分中不包括(　　)

A.肽聚糖　　B.磷壁酸　　C.脂蛋白

D.脂质双层　　E.脂多糖

12.溶菌酶导致细菌死亡的机制是(　　)

A.破坏磷壁酸

B.损伤细胞膜

C.干扰核糖体抑制菌体蛋白合成

D.裂解细胞壁黏肽中 N-乙酰葡糖胺和 N-乙酰胞壁酸之间的 β-糖苷键

E.抑制细胞壁黏肽中四肽侧链上 D-丙氨酸和五肽交联桥之间的联接

13.G^-菌对青霉素、溶菌酶不敏感,其原因是(　　)

A.细胞壁含黏肽少,其外侧还有外膜层保护

B.细胞壁含脂多糖较多

C.细胞壁缺乏磷壁酸

D.细胞壁含脂质 A

E.以上均是

14.青霉素的抗菌机制是(　　)

A.破坏肽聚糖的聚糖骨架

B.损害细胞膜

C.干扰细胞的酶系统

D.抑制四肽侧链与五肽交联桥的连接

E.作用于核糖体抑制蛋白质合成

15.L-型细菌是(　　)

A.细胞壁缺陷的细菌　　B.无核质的细菌　　C.细胞膜缺陷的细菌

D.质粒丢失的细菌　　E.无致病力的细菌

16.关于细菌的核,错误的描述是(　　)

A.具有成形的核

B.为双链 DNA 分子

C.是细菌生命活动必需的遗传物质

D.无核膜

E.无核仁

17.具有抗吞噬作用的细菌表面结构是(　　)

A.普通菌毛　　B.荚膜　　C.性菌毛

D.芽胞　　E.鞭毛

18.革兰染色阴性菌镜检颜色应该是(　　)

A.黄色　　B.绿色　　C.红色

D.紫色　　E.蓝色

19.细菌的特殊结构不包括(　　)

A.芽胞　　B.荚膜　　C.鞭毛

D.质粒　　E.菌毛

20.下列有关荚膜的描述,错误的是(　　)

A.一般在动物体内或含有血清或糖的培养基中形成

B.可增强细菌对热的抵抗力

C.化学成分可以是多糖,也可以是多肽

D.具有黏附作用

E.具有抗吞噬作用

21.对鞭毛叙述正确的是(　　)

A.化学成分为蛋白质

B.是细菌的运动器官

C.某些鞭毛与细菌致病性有关

D.根据鞭毛的位置、多少,可进行细菌鉴别

E.以上均是

22.能够使细菌运动的特殊结构是(　　)

A.鞭毛　　B.荚膜　　C.芽胞

D.菌毛　　E.微荚膜

23.杀死芽胞最常用的有效方法是(　　)

A.煮沸 5 分钟　　B.紫外线照射　　C.高压蒸汽灭菌

D.干烤灭菌　　E.消毒剂

24.普通菌毛是细菌的(　　)

A.黏附结构　　B.接合结构　　C.转导结构

D.融合结构　　E.运动器官

25.对荚膜叙述正确的是(　　)

A.菌体分泌到体外的一层黏液状物质

B.化学成分是多糖或多肽

C.可抗吞噬

D.具有抗原性,可用于鉴别细菌

E.以上均是

26.关于菌毛,叙述错误的是(　　)

A.是细菌的运动器官　　B.分为普通菌毛和性菌毛　　C.成分是蛋白质

D.普通菌毛与细菌的致病性有关　　E.普通光学显微镜下不能看见

27.下列哪项不是性菌毛的特点(　　)

A.仅见于少数革兰阴性菌　　B.数目少,有 1~4 根　　C.比普通菌毛长而粗

D.由 F 质粒编码　　E.与细菌的致病性密切相关

28.芽胞不是细菌的繁殖方式是因为(　　)

A.芽胞只在机体外形成

B.芽胞对外界抵抗力强

C.并非所有的细菌都能产生芽胞
D.一个芽胞发芽只能生成一个菌体,一个细菌的繁殖体也只能形成一个芽胞
E.以上均是
29.对外界抵抗力最强的细菌结构是(　　)
A.细胞壁　　B.荚膜　　C.芽胞
D.核质　　E.细胞膜
30.有关芽胞的描述,错误的是(　　)
A.营养缺乏时易形成,是细菌的休眠形式
B.是细菌的繁殖方式
C.抵抗力强
D.芽胞的大小、形态和位置随细菌种类而异
E.高压蒸汽灭菌以杀死芽胞为准

【B 型题】
1~3 题共用备选答案
A.细胞壁　　B.菌毛　　C.鞭毛
D.质粒　　E.细胞膜
1.细菌的 H 抗原来自细菌的(　　)
2.细菌染色体外的遗传物质是(　　)
3.形成中介体的细菌结构是(　　)
4~6 题共用备选答案
A.芽胞　　B.荚膜　　C.鞭毛
D.普通菌毛　　E.性菌毛
4.与细菌基因转移有关的结构是(　　)
5.细菌的动力器官是(　　)
6.与细菌对热力有抵抗力有关的结构是(　　)

二、判断题

(　　)1.青霉素的抗菌作用机制是抑制细菌蛋白质的生物合成。
(　　)2.光镜下能观察到的细菌特殊结构有荚膜、鞭毛、菌毛。
(　　)3.菌体只有一个弯曲的螺形菌称为弧菌。
(　　)4.鞭毛菌根据鞭毛的数目和位置可分为单毛菌、双毛菌、丛毛菌和周毛菌。

三、简答题

1.简述菌毛的分类及作用。

2.简述芽胞的特点。

3.简述细菌细胞膜的功能。

第九章 细菌的生长繁殖与培养

一、选择题

【A1 型题】

1.下列哪项不是细菌生长繁殖的基本条件( )

A.充足的营养　B.合适的酸碱度　C.适宜的温度
D.必需的气体　E.充足的光线

2.大多数病原菌生长的最适温度为( )

A.28℃　B.30℃　C.37℃
D.32℃　E.39℃

3.大多数病原菌生长的适宜 pH 为( )

A.pH 6.5~6.8　B.pH 7.2~7.6　C.pH 8.2~8.6
D.pH 8.0~9.2　E.pH 5.0~6.0

4.大多数有致病作用的细菌是( )

A.专性厌氧菌　B.专性需氧菌　C.微需氧菌
D.兼性厌氧菌　E.以上均不是

5.细菌生长繁殖的方式是( )

A.二分裂　B.有丝分裂　C.孢子生殖
D.复制　E.出芽

6.大多数细菌生长繁殖的速度是( )

A.20~30 分钟分裂一次　B.8 分钟分裂一次　C.18~20 小时分裂一次
D.6~7 小时分裂一次　E.10 分钟分裂一次

7.繁殖速度最慢的细菌是( )

A.鼠疫耶氏菌　B.大肠埃希菌　C.霍乱弧菌
D.结核分枝杆菌　E.肺炎链球菌

8.细菌代谢产物中与致病性无关的是( )

A.外毒素　B.内毒素　C.侵袭性酶
D.热原质　E.细菌素

9.细菌生长的稳定期是( )

A.细菌繁殖数和死亡数几乎相等
B.细菌代谢速度最快
C.细菌不形成芽胞
D.细菌的形态、染色体、生理活动较典型
E.细菌变形、肿胀或菌体自溶

10.处于对数生长期的细菌,其主要特点是( )

A.生长缓慢　B.生长最快　C.形态不典型

D.死菌数增多　E.易形成芽胞

11.研究细菌性状应选用的细菌群体生长繁殖期是(　　)

A.稳定晚期　B.迟缓期　C.稳定期

D.对数期　E.衰退期

12.液体培养基可用于(　　)

A.增菌　B.分离细菌　C.观察细菌毒力

D.观察细菌动力　E.观察细菌形态

13.细菌的下列合成代谢产物中有营养作用的是(　　)

A.毒素　B.抗生素　C.维生素

D.色素　E.热原质

14.下列物质中不是细菌合成代谢产物的是(　　)

A.色素　B.细菌素　C.热原质

D.抗毒素　E.抗生素

15.有关热原质叙述错误的是(　　)

A.是多数 G^- 菌、少数 G^+ 菌合成代谢产物

B.是 G^- 菌细胞壁中的脂多糖

C.注入人、动物体内可引起发热

D.可被高压蒸汽灭菌(121℃、20 分钟),处理破坏

E.可经吸附剂、石棉滤板除掉

16.下列哪种试验不属于细菌的生化反应(　　)

A.VP 试验　B.甲基红试验　C.硫化氢试验

D.吲哚试验　E.SPA 协同凝集试验

17.下列细菌代谢产物对人体无害的是(　　)

A.外毒素　B.内毒素　C.热原质

D.细菌素　E.侵袭性酶

18.下列哪项是细菌分解代谢产物(　　)

A.色素　B.细菌素　C.吲哚(靛基质)

D.毒素　E.抗生素

19.半固体培养基可用于(　　)

A.增菌　B.分离细菌　C.观察细菌毒力

D.观察细菌动力　E.观察细菌形态

20.固体培养基的主要作用是(　　)

A.分离培养细菌、观察菌落形态　B.观察细菌动力　C.增菌

D.观察细菌的黏附能力　E.以上都是

【B 型题】

1~3 题共用备选答案

A.毒素　B.抗生素　C.色素

D.维生素　E.细菌素

1.与致病有关的物质是(　　)
2.与治疗感染性疾病有关的物质是(　　)
3.可供人体吸收利用的物质是(　　)
4~6 题共用备选答案
A.迟缓期　　B.对数期　　C.稳定期
D.衰亡期　　E.合成期
4.细菌的形态、染色性、生理活性等较典型,对外界环境因素的作用敏感是在(　　)
5.细菌繁殖越来越慢,死亡数越来越多,并超过活菌数是在(　　)
6.细菌的芽胞、外毒素和抗生素等代谢产物的产生多在(　　)

二、判断题

(　　)1.细菌在半固体培养基中生长时,有鞭毛的细菌沿着穿刺线向周围扩散生长。
(　　)2.细菌中生长繁殖速度最快的是结核分枝杆菌。
(　　)3.根据培养基的物理性状的不同,可把培养基分为液体培养基、半固体培养基和固体培养基三大类。
(　　)4.细菌在液体培养基中生长可出现均匀浑浊、沉淀生长、表面生长三种生长现象。

三、名词解释

1.细菌的生长曲线

2.热原质

3.菌落

四、简答题

1.试述细菌合成代谢产物的种类及意义。

2.简述细菌在液体、固体、半固体培养基的生长现象。

第十章　细菌的分布与消毒灭菌

一、选择题

【A1 型题】

1.下列不属于正常菌群生理意义的是(　　)

A.抗肿瘤作用　B.促进衰老　C.生物拮抗作用

D.营养作用　E.免疫作用

2.对“菌群失调”的解释是(　　)

A.细菌的致病力发生了改变　B.机体抵抗力降低的一种表现　C.正常菌群改变了寄居部位

D.各菌群数量和比例发生变化　E.自然界中细菌的分布发生紊乱

3.水源被细菌污染后,常可引起(　　)

A.呼吸道传染病传染　B.消化道传染病传染　C.伤口化脓性感染

D.泌尿道传染病感染　E.厌氧菌感染

4.对条件致病菌描述正确的是(　　)

A.正常时不存在于机体内的致病菌

B.恢复期时患者排出的病原菌

C.正常时存在体内而不引起疾病的病原菌

D.从外部侵入,但尚未引起疾病的病原菌

E.正常时存在体内而不引起疾病的细菌

5.因长期大量使用广谱抗生素引起的细菌性腹泻多属于(　　)

A.食物中毒　B.菌群失调症　C.过敏性反应

D.细菌性痢疾　E.溃疡性结肠炎

6.杀灭物体上病原微生物的方法称为(　　)

A.消毒　B.灭菌　C.无菌

D.防腐　E.无菌操作

7.灭菌的含义是(　　)

A.杀死物体上的所有微生物　B.没有活的微生物　C.杀死无芽胞菌

D.防止和抑制微生物生长　E.杀死物体上的病原微生物

8.无菌的含义是(　　)

A.杀灭物体上的所有微生物　B.杀灭物体上的病原微生物　C.物体上无活的微生物存在

D.杀死含芽胞的细菌　E.抑制微生物生长繁殖

9.作为消毒灭菌是否彻底的指标是(　　)

A.荚膜　B.芽胞　C.鞭毛

D.菌毛　E.异染颗粒

10.杀灭细菌芽胞最常用和最有效的方法是(　　)

A.流动蒸汽消毒法　B.巴氏消毒法　C.高压蒸汽灭菌法

D.间歇灭菌法　E.煮沸法

11.杀灭物体上微生物最彻底的方法是(　　)

A.消毒　　B.灭菌　　C.滤过除菌

D.防腐　　E.无菌操作

12.抑制细菌生长繁殖的过程为(　　)

A.消毒　　B.灭菌　　C.防腐

D.无菌　　E.无菌操作

13.高压蒸汽灭菌法的温度和时间是(　　)

A.100℃、10~20 分钟　　B.121.3℃、15~20 分钟　　C.80℃、5~10 分钟

D.62℃、30 分钟　　E.71.7℃、15~30 分钟

14.动物免疫血清的除菌宜采用(　　)

A.高压蒸汽灭菌　　B.干烤　　C.滤过除菌

D.紫外线　　E.煮沸消毒

15.普通培养基最适合的灭菌方法是(　　)

A.巴氏消毒法　　B.流动蒸汽消毒法　　C.高压蒸汽灭菌法

D.间歇灭菌法　　E.煮沸法

16.湿热灭菌法中效果最好而又最常用的方法是(　　)

A.巴氏消毒法　　B.煮沸法　　C.流动蒸汽灭菌法

D.间歇灭菌法　　E.高压蒸汽灭菌法

17.手术用品灭菌最常用的方法是(　　)

A.煮沸　　B.干烤灭菌　　C.流动蒸汽灭菌

D.高压蒸汽灭菌　　E.超声波

18.下列对紫外线的叙述,错误的是(　　)

A.干扰 DNA 的合成　　B.穿透力弱　　C.对眼、皮肤黏膜有刺激作用

D.常用于空气、物品表面消毒　　E.穿透力强

19.对血清培养基进行灭菌,宜选用(　　)

A.间歇灭菌法　　B.巴氏消毒法　　C.高压蒸汽灭菌法

D.流动蒸汽消毒法　　E.紫外线照射法

20.下列消毒灭菌法正确的是(　　)

A.接种环——干烤　　B.手术器械——漂白粉　　C.饮水——过滤除菌

D.体温表——煮沸　　E.敷料包——高压蒸汽

21.空间及物体表面的消毒常选用的消毒法是(　　)

A.流动蒸汽法　　B.高压蒸汽灭菌　　C.紫外线

D.巴氏消毒法　　E.煮沸法

22.乙醇消毒剂常用的浓度是(　　)

A.100%　　B.95%　　C.75%

D.50%　　E.30%

23.影响消毒剂消毒灭菌效果的因素是(　　)

A.性质与浓度　　B.温度和酸碱度　　C.细菌的性质

D.环境中有机物的存在　　E.以上全是

【B 型题】

1~2 题共用备选答案

A.传染病患者尸体　B.接种环　C.普通培养基

D.血清　E.含血清的营养培养基

1.常用滤过除菌的是(　　)

2.常用灼烧灭菌的是(　　)

3~4 题共用备选答案

A.皮肤、体温计消毒

B.新生儿滴眼预防淋球菌感染

C.仅用于皮肤消毒

D.空气消毒

E.饮水消毒

3.75%乙醇可用于(　　)

4.1%硝酸银可用于(　　)

5~6 题共用备选答案

A.2%来苏　B.0.05%洗必泰　C.75%乙醇

D.10%甲醛　E.生石灰

5.地面、桌面消毒采用(　　)

6.患者排泄物消毒采用(　　)

二、判断题

(　　)1.各种化学消毒剂浓度越高,杀菌效果就越好。

(　　)2.高压蒸汽灭菌可破坏热原质。

(　　)3.巴氏消毒法常用于消毒牛奶和酒类。

(　　)4.紫外线杀菌机制是干扰细菌 RNA 合成,导致细菌变异和死亡。

三、名词解释

1.正常菌群

2.消毒

3.灭菌

4.无菌

5.防腐

6.菌群失调

四、简答题

1.简述条件致病菌产生的主要条件。

2.简述正常菌群的生理意义。

第十一章　细菌的遗传与变异

一、选择题

【A1 型题】

1.细菌染色体外的遗传物质是(　　)

A.核糖体　　B.多聚核糖体　　C.异染颗粒

D.中介体　　E.质粒

2.质粒主要以何种方式在细菌间转移(　　)

A.接合　　B.转导　　C.转化

D.突变　　E.溶原性转换

3.能够感染细菌的病毒为噬菌体,其形态大多数为(　　)

A.蝌蚪状　　B.杆状　　C.砖形

D.球形　　E.子弹形

4.细菌遗传性变异的方式不包括(　　)

A.小突变　　B.大突变　　C.基因转录

D.基因转移　　E.基因重组

5.下列哪项不是细菌基因转移的方式(　　)

A.转化　　B.接合　　C.转导

D.溶原性转换　　E.整合

6.细菌的遗传物质包括(　　)

A.染色体、核糖体、噬菌体

B.染色体、质粒、异染颗粒

C.核质、核糖体、质粒

D.核质、质粒、中介体

E.染色体、质粒、噬菌体

7.介导转导的物质是(　　)

A.R 质粒　　B.F 质粒　　C.噬菌体

D.Vi 质粒　　E.性菌毛

8.细菌产生多重耐药性的最常见原因是(　　)

A.耐药性基因突变　　B.获得 R 质粒　　C.插入序列的转移

D.转化　　E.滥用抗生素

9.L 型变异是指(　　)

A.鞭毛变异　　B.荚膜变异　　C.芽胞变异

D.菌落变异　　E.细胞壁缺陷

10.下列编码性菌毛的质粒是(　　)

A.耐药性质粒　　B.F 质粒　　C.Col 质粒

D.Vi 质粒　　E.K 质粒

11.下列编码耐药性质粒的是( )
A.R 质粒 B.F 质粒 C.Col 质粒
D.Vi 质粒 E.K 质粒
12.噬菌体属于( )
A.细菌 B.真菌 C.病毒
D.支原体 E.衣原体
13.关于质粒的叙述,下列哪项是错误的( )
A.是细菌染色以外的遗传物质
B.具有自我复制的能力
C.可自行丢失或经理化因素处理后消除
D.是细菌必备的结构
E.带有遗传信息,赋予细菌某些性状特征
14.H-O 变异是指( )
A.失去毒力的变异 B.失去荚膜的变异 C.失去鞭毛的变异
D.失去芽胞的变异 E.失去细胞壁的变异
15.S-R 变异是指( )
A.毒力变异 B.鞭毛变异 C.芽胞变异
D.菌落变异 E.抗原变异
16.BCG 是有毒牛型结核分枝杆菌经哪种变异形成的( )
A.形态变异 B.结构变异 C.毒力变异
D.耐药性变异 E.菌落变异
17.编码大肠埃希菌产生大肠菌素的质粒是( )
A.F 质粒 B.R 质粒 C.Vi 质粒
D.Col 质粒 E.K 质粒
18.编码与细菌致病性有关的质粒是( )
A.F 质粒 B.R 质粒 C.Vi 质粒
D.Col 质粒 E.K 质粒
19.关于噬菌体的叙述,下列哪项是错误的( )
A.是感染某些微生物的病毒 B.由蛋白质和核酸组成 C.专性细胞内寄生的微生物
D.含有 DNA 和 RNA 两种核酸 E.是分子生物学和基因工程的良好实验系统
20.前噬菌体是指( )
A.毒性噬菌体 B.温和噬菌体 C.毒性噬菌体的基因组
D.温和噬菌体的基因组 E.整合于宿主菌染色体中的噬菌体基因组
21.溶原性细菌是指( )
A.带有毒性噬菌体的细菌 B.带有温和噬菌体的细菌 C.带有前噬菌体的细菌
D.带有 R 质粒的细菌 E.带有 F 因子的细菌
22.转化是指( )
A.受体菌直接摄取供体菌的 DNA 片段
B.由性菌毛介导
C.由毒性噬菌体介导

D.由温和噬菌体介导
E.由 R 质粒介导
23.关于接合的叙述,下列哪项是正确的(　　)
A.是受体菌直接摄取供体菌的 DNA 片段
B.由性菌毛介导
C.由毒性噬菌体介导
D.由温和噬菌体介导
E.由 R 质粒介导
24.关于局限性转导的叙述,下列哪项是正确的(　　)
A.受体菌直接摄取供体菌的 DNA 片段
B.由性菌毛介导
C.由毒性噬菌体介导
D.由温和噬菌体介导
E.由 R 质粒介导
25.毒力质粒是(　　)
A.F 质粒　　B.Vi 质粒　　C.Col 质粒
D.R 质粒　　E.接合型质粒

【B 型题】
1~3 题共用备选答案
A.直接摄取　　B.通过性菌毛　　C.以噬菌体为媒介
D.融合　　E.前噬菌体
1.接合过程中转移基因的方式(　　)
2.转导过程中转移基因的方式(　　)
3.转化过程中转移基因的方式(　　)

二、判断题

(　　)1.细菌的基因组是指细菌染色体及染色体以外遗传物质所带基因的总称。
(　　)2.质粒是细菌染色体以外的遗传物质,由双股 RNA 组成。
(　　)3.不同的噬菌体在电镜下有三种形态,即蝌蚪形、微球形和细杆形。
(　　)4.普遍性转导主要发生在温和噬菌体生活周期的溶原周期,局限性转导主要发生在温和噬菌体生活周期的溶菌周期。

三、名词解释

1.质粒

2.前噬菌体

四、简答题

医学上比较重要的质粒有哪些?

第十二章 细菌的致病性与感染

一、选择题

【A1 型题】

1.病原菌致病性的强弱可用下列哪个选项表示( )

A.基本结构 B.特殊结构 C.毒力

D.侵入门户 E.侵入数量

2.病原菌引起疾病的最佳组合是( )

A.毒力+侵入门户+细菌数量 B.毒素+侵袭力+侵入门户 C.侵袭力+细菌数量

D.细菌数量+侵袭酶类 E.侵入门户+毒素+细菌表面结构

3.下列物质、结构不属于侵袭力的是( )

A.荚膜 B.菌毛 C.透明质酸酶

D.毒素 E.血浆凝固酶

4.目前已知的最剧毒的物质是( )

A.破伤风毒素 B.肉毒毒素 C.蛇毒

D.氰化钾 E.霍乱肠毒素

5.与细菌侵袭力有关的因素是( )

A.内毒素 B.质粒 C.细菌的芽胞

D.外毒素 E.黏附因子、荚膜和侵袭性酶类

6.毒性强,具有选择性毒害作用的是( )

A.荚膜 B.菌毛 C.鞭毛

D.内毒素 E.外毒素

7.能被甲醛脱毒后成为类毒素的物质是( )

A.外毒素 B.内毒素 C.透明质酸酶

D.血浆凝固酶 E.溶纤维蛋白酶

8.与细菌黏附作用有关的物质是( )

A.荚膜 B.菌毛 C.鞭毛

D.芽胞 E.侵袭素

9.只有在细菌死亡裂解后才能释放毒性作用的物质是( )

A.外毒素 B.内毒素 C.类毒素

D.细菌素 E.抗毒素

10.细菌致病性强弱主要取决于细菌的( )

A.形态 B.基本结构和特殊结构 C.侵袭力和毒素

D.侵入机体的部位 E.分解代谢产物

11.关于外毒素特性的描述,以下错误的是( )

A.化学成分是蛋白质 B.抗原性弱 C.经甲醛处理后成为类毒素

D.对组织器官毒害有选择性　E.性质不稳定，加热 60℃以上即可破坏

12.可产生外毒素的细菌是(　　)

A.所有的 G^+菌　B.所有的 G^-菌　C.大多数 G^+菌和少数 G^-菌

D.大多数 G^-菌和少数 G^+菌　E.少数 G^+性菌和少数 G^-性菌

13.下列选项对类毒素描述正确的是(　　)

A.抗毒素经甲醛处理后的物质

B.内毒素经甲醛处理后脱毒而保持抗原性的物质

C.外毒素经甲醛处理后脱毒而保持抗原性的物质

D.细菌素经甲醛处理后的物质

E.外毒素经甲醛处理后脱毒，改变抗原性的物质

14.能引起内毒素休克的细菌成分是(　　)

A.H 抗原　B.O 抗原　C.荚膜抗原

D.脂多糖　E.肽聚糖

15.内毒素不具有的毒性作用是(　　)

A.发热反应

B.白细胞反应

C.内毒素血症与内毒素休克

D.对组织器官有选择性，引起特殊症状

E.DIC

16.类毒素与外毒素的区别在于类毒素(　　)

A.有抗原性，但无毒性　B.无抗原性，但有毒性　C.无抗原性，也无毒性

D.有抗原性，也有毒性　E.仅有半抗原性，但无毒性

17.关于内毒素的特性，叙述错误的是(　　)

A.主要由革兰阴性菌产生

B.化学成分为脂多糖

C.性质较稳定，耐热

D.抗原性强，可刺激机体产生抗毒素

E.毒性作用相似，对组织器官无选择作用

18.对某一传染性疾病缺乏特异性免疫力或免疫力低下的人称为(　　)

A.患者　B.带菌者　C.带毒者

D.易感者　E.带虫者

19.最危险的传染源的感染类型是(　　)

A.潜伏感染　B.显性感染　C.急性感染

D.慢性感染　E.带菌状态

20.革兰阴性菌感染宿主后，产生大量内毒素入血，引起全身中毒的症状称为(　　)

A.菌血症　B.败血症　C.毒血症

D.脓毒血症　E.内毒素血症

21.致病菌侵入宿主体后，只在机体局部生长繁殖，其产生的毒素入血，引起全身中毒症状称为(　　)

A.菌血症　B.败血症　C.毒血症

D.脓毒血症　E.内毒素血症

22.化脓性细菌侵入血流后，在其中大量繁殖，并通过血流扩散至宿主体内的其他组织器官，产生新的化脓性病灶称为(　　)

A.菌血症　　B.败血症　　C.毒血症

D.脓毒血症　　E.内毒素血症

23.致病菌由局部侵入血流，但未在血流中生长繁殖或极少量繁殖，只是短暂的经过，通过血循环到达体内适宜部位引起的全身中毒症状称为(　　)

A.菌血症　　B.败血症　　C.毒血症

D.脓毒血症　　E.内毒素血症

24.致病菌侵入血流后，在其中大量繁殖并产生毒性产物，引起全身性中毒症状，称为(　　)

A.菌血症　　B.败血症　　C.毒血症

D.脓毒血症　　E.内毒素血症

【B 型题】

1~3 题共用备选答案

A.细菌毒力　　B.细菌侵入数量　　C.细菌的侵袭力

D.细菌的毒素　　E.细菌的抗原性

1.细菌能否引起疾病主要取决于(　　)

2.细菌能否在体内定植、繁殖和扩散主要取决于(　　)

3.细菌能否引起特殊临床表现主要取决于(　　)

二、判断题

(　　)1.带菌者是指体内带有病原菌但无临床症状，也不向体外排菌。

(　　)2.细菌毒素中毒性最强的是破伤风痉挛毒素。

(　　)3.类毒素具有与外毒素相似的毒性作用。

(　　)4.细菌外毒素能选择性地作用于各种不同组织，引起特有的病理变化。

(　　)5.显性感染在临床上按病情缓急不同分为急性感染和慢性感染。

(　　)6.构成细菌毒力的物质基础是侵袭力和毒素。

(　　)7.外毒素的化学成分是脂多糖。

(　　)8.内毒素的化学成分是蛋白质。

三、名词解释

1.细菌的毒力

2.带菌状态

3.类毒素

4.病原菌

5.细菌的致病性

6.内毒素

四、简答题

1.比较细菌内毒素和外毒素的区别。

2.简述细菌的毒力及决定细菌毒力的物质基础。

第十三章　需氧和兼性厌氧球菌

一、选择题

【A1 型题】

1.用 Lancefield 血清分型法将链球菌分为多个群,其中对人类有致病性的大多属于(　　)

A.A 群　B.B 群　C.C 群
D.D 群　E.G 群

2.能在高盐(6.5%NaCl)、40%胆汁培养基上生长的细菌是(　　)

A.大肠埃希菌　B.草绿色链球菌　C.B 群链球菌
D.肠球菌　E.表皮葡萄球菌

3.下列细菌中,哪一种为革兰阴性球菌(　　)

A.草绿色链球菌　B.肺炎球菌　C.化脓链球菌
D.卡他布兰汉菌　E.肠球菌

4.卡他布兰汉菌在形态方面与下列哪种细菌相似(　　)

A.流感嗜血杆菌　B.脑膜炎奈瑟菌　C.军团菌
D.放线菌　E.支原体

5.治疗化脓性链球菌肺炎的主要药物是(　　)

A.利福平　B.青霉素　C.红霉素
D.磺胺类　E.氨基糖苷类

6.肺炎链球菌的毒力因子主要是(　　)

A.脂多糖　B.荚膜　C.外膜蛋白
D.脂寡糖　E.溶血素

7.引起猩红热的主要病原菌为(　　)

A.A 群链球菌　B.无乳链球菌　C.C 群链球菌
D.D 群链球菌　E.肺炎链球菌

8.可用荚膜肿胀试验分型的细菌为(　　)

A.A 群链球菌　B.B 群链球菌　C.D 群链球菌
D.肺炎链球菌　E.草绿色链球菌

9.下列何种微生物培养时会产生 α-溶血环现象(　　)

A.淋病奈瑟菌　B.肺炎链球菌　C.军团菌
D.肺炎支原体　E.肺炎衣原体

10.下列选项的微生物中哪种属于人体口腔及咽部的“正常菌群”(　　)

A.流感嗜血杆菌　B.金黄色葡萄球菌　C.草绿色链球菌
D.不动杆菌　E.铜绿假单胞菌

11.链球菌分类的根据是(　　)

A.在血液琼脂培养基中溶血的情况　B.产生色素的颜色　C.细菌的致病作用
D.鞭毛抗原的特异性　E.对营养的要求

12.杆菌肽敏感试验阳性的菌为(　　)

A.A 群链球菌　　B.B 群链球菌　　C.C 群链球菌

D.D 群链球菌　　E.F 群链球菌

13.下列有关脑膜炎球菌说法正确的是(　　)

A.脑膜炎球菌为革兰阳性球菌　　B.脑膜炎球菌为革兰阴性双球菌　　C.脑膜炎球菌为革兰阳性杆菌

D.脑膜炎球菌为革兰阴性杆菌　　E.脑膜炎球菌可引起肺炎

14.下列不是淋病奈瑟菌生化反应的是(　　)

A.发酵葡萄糖　　B.产酸　　C.不发酵蔗糖

D.发酵麦芽糖　　E.触酶试验阳性

15.从脑脊液中分离培养后,能在血平板上生长的细菌,首先应考虑的是(　　)

A.脑膜炎奈瑟菌　　B.军团菌　　C.支原体

D.衣原体　　E.金黄色葡萄球菌

16.下列关于金黄色葡萄球菌的描述,正确的是(　　)

A.革兰染色阴性　　B.能产生凝固酶　　C.不发酵甘露醇

D.培养需要特殊培养基　　E.皮肤为主要带菌部位

17.耐药性监测中,MRSA 是(　　)

A.耐青霉素葡萄球菌　　B.耐甲氧西林金黄色葡萄球菌　　C.耐苯唑西林葡萄球菌

D.耐甲氧西林葡萄球菌　　E.耐苯唑西林金黄色葡萄球菌

18.由疖、痈病变继发的败血症,其细菌大多为(　　)

A.大肠埃希菌　　B.脑膜炎奈瑟菌　　C.金黄色葡萄球菌

D.腐生葡萄球菌　　E.肺炎链球菌

19.葡萄球菌属于链球菌属的主要鉴别试验是(　　)

A.触酶试验　　B.氧化酶试验　　C.CAMP 试验

D.新生霉素敏感试验　　E.血浆凝固酶试验

20.葡萄球菌 A 蛋白存在于细菌的(　　)

A.细胞壁　　B.细胞膜　　C.鞭毛

D.菌毛　　E.脂多糖

21.某患者行右下肢截肢术后,在手术创面出现脓性分泌物。经培养,血平板上有柠檬色、圆形、隆起、表面光滑的中等大小菌落生长,菌落周围有透明的溶血环。革兰染色为阳性球菌,触酶试验阳性,血浆凝固酶试验阳性,对新生霉素敏感。此菌最可能为(　　)

A.金黄色葡萄球菌　　B.肠球菌　　C.腐生菌

D.表皮葡萄球菌　　E.A 群链球菌

22.能产生 SPA 的细菌是(　　)

A.粪链球菌　　B.乙型溶血性链球菌　　C.肺炎链球菌

D.金黄色葡萄球菌　　E.表皮葡萄球菌

23.下列细菌对外界理化因素抵抗力最强的是(　　)

A.铜绿假单胞菌　　B.金黄色葡萄球菌　　C.大肠埃希菌

D.流感嗜血杆菌　　E.肺炎克雷伯菌

24.葡萄球菌引起的疾病不包括(　　)

A.痈　　B.败血症　　C.猩红热

D.食物中毒　　E.脓毒败血症

25.生化反应中,氧化酶和触酶试验均属阴性、PYR 试验结果阳性的病原体是(　　)

A.奈瑟菌　　B.链球菌　　C.肠球菌

D.大肠埃希菌　　E.卡他布兰汉菌

26.生化反应中,氧化酶和触酶均阳性的病原菌是(　　)

A.葡萄球菌　　B.链球菌　　C.肠球菌

D.卡他布兰汉菌　　E.大肠埃希菌

27.下列叙述与卡他布兰汉菌无关的是(　　)

A.革兰阴性双球菌,形似脑膜炎奈瑟菌

B.营养要求高

C.产 DNA 酶

D.氧化酶阳性

E.还原硝酸盐和亚硝酸盐

28.链球菌与葡萄球菌的属间鉴别,可作为初步鉴别的是(　　)

A.DNA 酶试验　　B.触酶试验　　C.氧化酶试验

D.葡萄糖发酵试验　　E.过氧化氢酶抑制试验

29.关于金黄色葡萄球菌的描述,下列选项错误的是(　　)

A.耐盐性强

B.在血平板上形成完全透明的溶血环

C.引起局部化脓性感染时病变比较局限

D.不易产生耐药性,抵抗力强

E.革兰阳性菌

30.SPA 存在下列哪种细菌的细胞壁上(　　)

A.表皮葡萄球菌　　B.腐生葡萄球菌　　C.金黄色葡萄球菌

D.乙型溶血性链球菌　　E.甲型溶血性链球菌

31.下列哪种细菌能在普通琼脂平板上生长(　　)

A.肺炎链球菌　　B.乙型溶血性链球菌　　C.脑膜炎奈瑟菌

D.淋病奈瑟菌　　E.金黄色葡萄球菌

32.金黄色葡萄球菌产生的哪种物质可致皮肤化脓性感染浓汁黏稠、病灶局限(　　)

A.溶血毒素　　B.杀白细胞素　　C.血浆凝固酶

D.DNA 酶　　E.耐热核酸酶

33.下列哪项不是金黄色葡萄球菌的特点(　　)

A.血浆凝固酶试验阳性　　B.产生溶血素　　C.分解甘露醇

D.产生耐热核酸酶　　E.胆汁溶菌试验阳性

34.对青霉素产生耐药性的最常见细菌是(　　)

A.金黄色葡萄球菌　　B.乙型溶血性链球菌　　C.脑膜炎奈瑟菌

D.淋病奈瑟菌　　E.肺炎链球菌

35.SPA 可与人类及多种哺乳动物的抗体结合,主要结合部位是(　　)

A.IgG 的 Fab 段　　B.IgG 的 Fc 段　　C.IgM 的 Fc 段

D.IgM 的 Fab 段　　E.IgA 的 Fc 段

36.下列选项不是由 A 族溶血性链球菌引起的疾病是(　　)

A.亚急性细菌性心内膜炎　　B.猩红热　　C.风湿热

D.急性肾小球肾炎　　E.蜂窝组织炎

37.链球菌感染后引起的超敏反应性疾病是(　　)

A.产褥热　　B.风湿热　　C.猩红热

D.波浪热　　E.以上都不是

38.链球菌抗原构造中与致病性相关的抗原是(　　)

A.K 抗原　　B.Vi 抗原　　C.SPA

D.O 抗原　　E.M 抗原

39.鉴别甲型溶血性链球菌与肺炎链球菌的试验是(　　)

A.胆汁溶菌试验和菊糖发酵试验

B.胆汁溶菌试验和甘露醇发酵试验

C.血浆凝固酶试验和甘露醇发酵试验

D.血浆凝固酶试验和菊糖发酵试验

E.乳糖发酵试验和蔗糖发酵试验

40.链球菌可分为 20 个群,分群的根据是(　　)

A.P 抗原不同　　B.C 抗原不同　　C.对氧的需要不同

D.M 蛋白不同　　E.溶血素不同

41.测定 SLO 抗体,可协助下列哪种疾病的诊断(　　)

A.风湿热　　B.肠热症　　C.类风湿关节炎

D.猩红热　　E.红斑性狼疮

42.引起亚急性细菌性心内膜炎的常见细菌是(　　)

A.甲型溶血性链球菌　　B.粪链球菌　　C.肺炎链球菌

D.B 群链球菌　　E.A 群链球菌

43.肺炎链球菌主要的致病物质是 (　　)

A.荚膜　　B.菌毛　　C.自溶酶

D.内毒素　　E.外毒素

44.自鼻咽拭子中分离出一株细菌,其菌落周围有草绿色溶血环,胆汁溶菌试验阳性,最可能是哪种细菌(　　)

A.乙型溶血性链球菌　　B.甲型溶血性链球菌　　C.绿脓杆菌

D.副溶血性弧菌　　E.肺炎链球菌

45.引起成人大叶性肺炎最常见的细菌是(　　)

A.嗜肺军团菌　　B.肺炎链球菌　　C.肺炎支原体

D.肺炎杆菌　　E.非典型分枝杆菌

46.脑脊液离心涂片染色,镜检发现白细胞内外均有革兰阴性双球菌,该患者可诊断为(　　)

A.结核性脑膜炎　　B.流行性乙型脑炎　　C.流行性脑脊髓膜炎

D.新型隐球菌性脑膜炎　　E.脱髓鞘脑脊髓膜炎

47.关于脑膜炎奈瑟菌的生物学性状,下列哪项是错误的(　　)

A.革兰阴性球菌　　B.新分离菌株多具有荚膜　　C.对寒冷抵抗力强

D.初分离时需要 5%~10% CO_2　　E.常用巧克力血琼脂平板分离培养

48.淋病奈瑟菌的主要传播途径是( )

A.呼吸道传播 B.消化道传播 C.创伤伤口感染

D.性接触传播 E.节肢动物叮咬

49.某孕妇产前检查时发现有淋菌性子宫颈炎,胎儿娩出后应作的处理是( )

A.迅速将患儿放入无菌隔离室 B.0.01%洗必泰清洗婴儿皮肤 C.给婴儿注射青霉素

D.给婴儿口服氟哌酸 E.1%硝酸银滴眼

50.关于淋病奈瑟菌的描述,下列错误的是( )

A.革兰阴性肾形双球菌 B.菌毛为主要致病物质 C.通过性接触传播

D.新生儿可经产道传播 E.抵抗力强

51.疑似"淋病"患者的脓性分泌物标本,必须( )

A.冷藏,迅速送检

B.保暖保湿,迅速送检

C.放在50%甘油盐水中保存送检

D.立即接种于普通琼脂平板

E.以上都不是

【A2 型题】

1.胆道感染患者胆汁在血平板长出一灰白半透明菌落,检测为革兰阳性球菌,触酶试验阴性,可在胆汁七叶苷和6.5%氯化钠培养基上生长。它是( )

A.葡萄球菌 B.肠球菌 C.肺炎链球菌

D.白色念珠菌 E.解脲脲原体

2.从一肺炎患者痰中分离一株细菌,血平板生长出灰白无溶血菌落,易从培养基上刮下,检测为革兰阴性双球菌,氧化酶试验阳性,硝酸盐还原阳性,不分解糖类,它是( )

A.肺炎链球菌 B.脑膜炎奈瑟菌 C.淋病奈瑟菌

D.卡他布兰汉菌 E.灰色奈瑟菌

3.在亚急性心内膜炎患者血液中分离出一株细菌,血平板上为灰白色α-溶血较小菌落,革兰染色为阳性球菌,链状排列,触酶试验阴性,杆菌肽试验阴性,Optochin敏感试验阴性,在6.5%的NaCl生长试验中检测为阴性,此菌最可能是( )

A.金黄色葡萄球菌 B.草绿色链球菌 C.肺炎链球菌

D.A 群链球菌 E.肠球菌

4.男孩患咽炎4周后,又患急性肾小球肾炎,最可能是( )

A.A 群链球菌感染后引起的Ⅲ型变态反应

B.结核菌引起的肾结核

C.伤寒沙门菌在菌血症期侵入肾脏所致炎症

D.大肠埃希菌感染肾脏

E.B 群链球菌感染后引起的Ⅲ型变态反应

5.患"脓漏眼"的患儿其最可能的感染途径是( )

A.不洁净的水洗脸 B.成人亲吻患儿的脸部 C.经母亲产道分娩时感染

D.游泳池污染的水感染 E.污染的手揉眼部感染

6.患者,男,有糖尿病病史7年。因伤口感染、发热收入院,经直接镜检、血培养及鉴定试验,判断为金黄

色葡萄球菌感染引起,下列关于金黄色葡萄球菌所产生的凝固酶说法不正确的是( )

A.与其致病力有关的侵袭性酶 B.抗吞噬作用 C.保护细菌

D.杀灭细菌 E.使病灶局限

7.某患者午餐后数小时出现头晕、恶心、腹痛、呕吐等症状。呕吐物接种到血液琼脂平皿培养出完全溶血环、金黄色菌落。取滤液注射于6~8周的幼猫腹腔,注射4小时后出现呕吐,此病可诊断为( )

A.金黄色葡萄球菌引起的食物中毒 B.产气荚膜梭菌引起的食物中毒 C.肠炎沙门菌引起的食物中毒

D.肉毒梭菌引起的食物中毒 E.鼠伤寒沙门菌引起的食物中毒

二、判断题

( )1.链球菌一般不能分解菊糖,不被胆汁溶解。

( )2.链球菌属种主要的致病菌是A群链球菌。

( )3.淋球菌可产生自溶酶。

( )4.脑膜炎球菌主要经飞沫传染。

三.名词解释

1.SPA

2.化脓性球菌

四.简答题

1.简述金黄色葡萄球菌的鉴定依据。

2.简述A群链球菌的鉴定依据。

3.简述淋病奈瑟菌的鉴定依据。

4.简述金黄色葡萄球菌的致病物质及所致疾病。

5.简述乙型溶血性链球菌的致病物质及所致疾病。

6.简述链球菌的分类依据。

7.简述金黄色葡萄球菌和乙型溶血性链球菌引起的化脓感染的不同及其原因。

第十四章 革兰阴性需氧和兼性厌氧杆菌

一、选择题

【A1 型题】

1.下列哪一项可鉴别沙门菌属和志贺菌属( )

A.革兰染色 B.动力 C.是否有荚膜

D.细菌的形态 E.乳糖发酵试验

2.初步鉴定肠道致病菌与非肠道菌常用的试验是( )

A.吲哚试验 B.甘露醇分解试验 C.乳糖发酵试验

D.尿素分解试验 E.葡萄糖发酵试验

3.可引起人类肠外感染的大肠埃希菌是( )

A.条件致病菌 B.肠产毒型大肠埃希菌 C.肠致病型大肠埃希菌

D.肠侵袭型大肠埃希菌 E.肠出血型大肠埃希菌

4.无动力的细菌是( )

A.变形杆菌 B.痢疾志贺菌 C.大肠埃希菌

D.肠炎沙门菌 E.伤寒沙门菌

5.肥达反应可辅助诊断的疾病是( )

A.伤寒 B.细菌性痢疾 C.风湿热

D.肺结核 E.百日咳

6.霍乱患者排泄物的特点是( )

A.脓血便 B.水样便 C.米泔水样便

D.果酱样便 E.柏油样便

7.肠道杆菌没有哪一种抗原( )

A.M 抗原 B.H 抗原 C.O 抗原

D.K 抗原 E.Vi 抗原

8.急性中毒性菌痢的主要临床表现有( )

A.全身中毒症状 B.剧烈呕吐 C.腹泻、腹痛

D.相对缓脉 E.脓血便

9.引起急性中毒性菌痢的主要物质是( )

A.菌毛 B.内毒素 C.肠毒素

D.痉挛毒素 E.溶血毒素

10.下述何种细菌可作为饮水、食品被粪便污染的指标( )

A.肺炎克雷伯菌 B.普通变形杆菌 C.产气肠杆菌

D.大肠埃希菌 E.福氏志贺菌

11.痢疾志贺菌致病首要因素是( )

A.菌毛 B.肠毒素 C.细菌素

D.内毒素 E.荚膜

12.伤寒发病一周内,进行病原学诊断应选择(　　)
A.尿培养　B.粪便培养　C.血培养
D.胆汁培养　E.呕吐物培养
13.关于肠杆菌科的论述,不正确的是(　　)
A.所有肠道杆菌都不形成芽胞
B.肠道杆菌均为 G^- 杆菌
C.肠道杆菌中致病菌一般可分解乳糖
D.肠道杆菌中非致病菌一般可分解乳糖
E.肠道杆菌中少数致病菌可迟缓分解乳糖
14.关于肠道杆菌特性的描述,下列哪项是错误的(　　)
A.均为 G^- 杆菌,多数有鞭毛、菌毛
B.能分解多种糖类,并具有鉴定作用
C.多由消化道传播致病
D.致病物质均为内毒素
E.营养要求低,有氧或兼性厌氧环境下均可生长
15.大肠杆菌能合成机体所需的(　　)
A.抗毒素　B.抗体　C.维生素 B、维生素 K
D.干扰素　E.以上都不是
16.通过消化道传播的病原菌是(　　)
A.痢疾杆菌、霍乱弧菌、破伤风杆菌　B.链球菌、大肠杆菌、伤寒杆菌　C.链球菌、沙门菌、埃托弧菌
D.沙门菌、副伤寒杆菌、肺炎杆菌　E.伤寒杆菌、霍乱弧菌、痢疾杆菌
17.志贺菌属常引起下列哪种疾病(　　)
A.阿米巴痢疾　B.细菌性痢疾　C.慢性肠炎
D.假膜性肠炎　E.肠热症
18.伤寒杆菌 Vi 抗原变异属于(　　)
A.毒力变异　B.耐药性变异　C.菌落变异
D.形态变异　E.对外界抵抗力变异
19.以下对肥达反应的原理,描述正确的是(　　)
A.凝集反应,用已知抗体测未知抗原
B.凝集反应,用已知抗原测未知抗体
C.间接凝集反应
D.协同凝集反应
E.沉淀反应
20.关于伤寒与副伤寒沙门菌致病特点的说法,正确的是(　　)
A.有潜伏期,可在肠系膜淋巴结繁殖
B.不引起菌血症
C.发病 2 周内没有第二次菌血症
D.不侵犯肝、脾、肾等器官
E.患病后机体获得的免疫力不强
21.肠热症并发症之一是肠穿孔,其原因是(　　)

A.细菌的直接作用　B.肠梗阻所致　C.肠壁淋巴组织发生超敏反应
D.毒素的直接作用　E.胃酸过多所致

22.机体抗伤寒的免疫主要依赖于(　　)
A.体液免疫　B.补体的作用　C.中性粒细胞的吞噬作用
D.抗生素的使用　E.细胞免疫

23.霍乱弧菌的主要致病因素是(　　)
A.内毒素　B.菌毛　C.鞭毛
D.肠毒素　E.酶

24.关于霍乱,下述哪项是错误的(　　)
A.为烈性传染病
B.人类是霍乱弧菌的唯一易感者
C.经口感染
D.对霍乱的免疫力主要是 sIgA 的作用
E.病后可获得短暂的免疫力

【A2 型题】

1.患者,男,30 岁。连续发热 39℃,8 天,脾肿大。白细胞数低于正常值,中性粒细胞 $0.56\times10^9/L$,淋巴细胞$0.43\times10^9/L$。相对脉缓,病前一直参加抗洪抢险,最可能患的疾病是(　　)
A.伤寒　B.斑疹伤寒　C.疟疾
D.流行性感冒　E.脑膜炎

2.患者,男,24 岁。高热、肝脾肿大、无黄疸、白细胞计数低于正常值、相对缓脉,肥达试验结果为:O 抗体增高,H 抗体不高。可判断为(　　)
A.伤寒的急性期　B.伤寒的恢复期　C.已并发肠穿孔
D.以往接种过伤寒疫苗　E.可排除肠热症

3.患者,女,20 岁。腹泻、呕吐伴轻度腹痛 1 天,6 月下旬来诊,共腹泻 6 次,开始为黄稀便,继之水样便。呕吐一次,为胃内容物。无发热。粪便动力试验(+),碱性蛋白胨水培养基有细菌生长。最可能的诊断是(　　)
A.细菌性痢疾　B.沙门菌食物中毒　C.霍乱
D.空肠弯曲菌肠炎　E.变形杆菌肠炎

4.患者,女,28 岁。农民,急性腹泻 2 天,每天腹泻 10 余次,脓血便伴有黏液,有里急后重感,腹痛,肠鸣音亢进。体温 38.5℃,白细胞升高。粪便常规镜检,脓细胞满视野,红细胞(少许++),未发现阿米巴原虫,患者最大可能是(　　)
A.伤寒　B.胃肠型流行性感冒　C.急性细菌性痢疾
D.致病性大肠埃希菌感染　E.食物中毒

【A3 型题】

患者,女,5 岁。高热,抽搐多次,意识不清楚,送院查体,面色苍白,昏迷,时有惊厥,两瞳孔不等大,光反射迟钝,脉细,呼吸弱。粪便镜检为脓细胞 4 个。血象检查:白细胞 $16\times10^9/L$,中性粒细胞 75%,脑脊液检查正常。

1.此患儿可初步诊断为(　　)

A.流行性乙型脑炎
B.败血症
C.暴发型流行性脑脊髓膜炎
D.中毒型细菌性痢疾
E.森林脑炎

2.此种疾病的病原体是( )
A.大肠埃希菌
B.痢疾志贺菌
C.伤寒沙门菌
D.霍乱弧菌
E.脑膜炎奈瑟菌

3.该菌与其他肠道杆菌的鉴别方法是( )
A.乳糖发酵试验
B.动力试验
C.抗 O 试验
D.肥达试验
E.外-斐试验

【B 型题】

1~3 题共用备选答案
A.血浆凝固酶
B.透明质酸酶
C.溶血素
D.M 蛋白
E.肠毒素

1.使化脓性感染表现呈局限性特征的是( )
2.使链球菌的感染易于扩散的是( )
3.伤寒沙门菌可产生( )

4~5 题共用备选答案
A.鞭毛
B.芽胞
C.菌毛
D.荚膜
E.肠毒素

4.肠道杆菌不生成( )
5.肠道杆菌的 H 抗原存在于( )

二、判断题

( )1.引起肠热症的病原菌是伤寒沙门菌或副伤寒沙门菌。
( )2.鉴别肠道致病菌和非致病菌最有意义的生化反应是乳糖发酵试验。
( )3.肠道致病菌能发酵乳糖产酸产气。
( )4.肠道杆菌多数有鞭毛、菌毛和芽胞。
( )5.大肠杆菌是人类肠道的正常菌群,故无致病性。
( )6.志贺菌均可分解乳糖。

三、名词解释

1.肥达反应

2.外-斐试验

3.苛养菌

4.卫星现象

四、简答题

1.简述常见的肠道杆菌以及鉴定程序。

2.如何进行霍乱弧菌的分离培养和鉴定？

3.简述大肠埃希菌所致疾病。

第十五章 革兰阳性需氧和兼性厌氧杆菌

一、选择题

【A1 型题】

1.白喉棒状杆菌的形态特点是(　　)

A.异染颗粒　　B.硫磺颗粒　　C.内基小体

D.原体　　E.始体

2.白喉病后获得的免疫主要是(　　)

A.细胞免疫　　B.抗毒素体液免疫　　C.有菌免疫

D.局部免疫　　E.细胞免疫及体液免疫

3.关于白喉毒素,错误的是(　　)

A.只有携带 β 棒状杆菌噬菌体 *tox* 基因的溶原性白喉棒状杆菌才能产生白喉毒素

B.完整的白喉毒素分子无酶活性

C.A 片段具有酶活性,作用于延伸因子 2,最终使细胞蛋白合成受阻

D.B 片段在具有酶活性的同时,协助 A 片段进入细胞

E.B 片段是诱导机体产生抗毒素的主要部位

4.白喉毒素的致病作用,主要表现在(　　)

A.抑制细胞内的蛋白质合成

B.具有很强的侵袭力

C.引起宿主体温升高,白细胞数下降

D.使细胞内 cAMP 含量增加

E.引起超敏反应

5.治疗白喉的原则是(　　)

A.注射抗毒素及类毒素　　B.注射抗毒素及抗生素　　C.注射抗毒素

D.注射抗生素　　E.注射抗生素及类毒素

6.关于炭疽芽胞杆菌叙述错误的是(　　)

A.竹节状排列 G^+大杆菌

B.无氧时易形成芽胞

C.荚膜和外毒素是重要毒力因素

D.无鞭毛,无动力

E.有毒株产生荚膜

7.结合临床症状可作为炭疽病初步诊断的直接镜检结果是(　　)

A.找到革兰阳性芽胞大杆菌

B.找到有荚膜的竹节状革兰阳性大杆菌

C.找到有芽胞散在的革兰阳性大杆菌

D.找到有荚膜的革兰阳性大杆菌

E.找到革兰阳性大杆菌

8.炭疽病微生物学检查采集标本,下列哪种描述不正确( )

A.无菌割取兽尸耳朵或舌尖组织 B.人皮肤炭疽无菌取病灶渗出液 C.人肺炭疽无菌取痰及血液

D.人肠炭疽无菌取粪便及血液 E.兽尸剖检并取血液

9.炭疽芽胞杆菌对人体损害多见于( )

A.肺炭疽 B.肠炭疽 C.炭疽性脑膜炎

D.皮肤炭疽 E.败血症

10.与炭疽芽胞杆菌毒力相关的结构主要是( )

A.芽胞 B.荚膜 C.内毒素

D.荚膜和炭疽毒素 E.致死因子

11.炭疽芽胞杆菌的鉴定试验还可选用( )

A.芽胞染色 B.革兰染色 C.青霉素串珠试验

D.抗酸染色 E.荚膜染色

12.炭疽毒素毒性作用主要是直接损伤( )

A.白细胞 B.红细胞 C.微血管内皮细胞

D.肝细胞 E.脾细胞

13.下列不是炭疽芽胞杆菌的主要致病物质是( )

A.荚膜 B.保护性抗原 C.致死因子

D.水肿因子 E.内毒素

14.下列细菌可以利用“冷增菌”的是( )

A.流感嗜血杆菌 B.炭疽芽胞杆菌 C.产单核李斯特菌

D.红斑丹毒丝菌 E.淋病奈瑟菌

15.下列关于肺炭疽的叙述,正确的是( )

A.由炭疽杆菌引起 B.革兰染色阴性 C.厌氧菌

D.营养要求高 E.抵抗力低

16.对于炭疽芽胞杆菌,以下说法正确的是( )

A.只能引起食草动物患炭疽病 B.是致病菌中最大的革兰阴性杆菌 C.菌体两端齐平,呈竹节状

D.在所有培养基中均形成荚膜 E.不易形成芽胞

17.一婴儿患化脓性脑膜炎,CSF 培养为革兰阳性小杆菌,血平板培养 18~24 小时,菌落灰白色有狭窄透明溶血环,半固体培养基上出现倒伞状生长,初步诊断为( )

A.流感嗜血杆菌感染 B.溶血棒状杆菌感染 C.枯草芽胞杆菌感染

D.产单核细胞李斯特菌感染 E.红斑丹毒丝菌感染

18.某皮革厂工人剥了一只死羊的皮后,手臂先出现了丘疹,次日疹顶部出现水疱,内含金黄色液体,周围组织明显肿胀,硬而不凹陷,随后中心区呈现出血性坏死,四周有成群的小水疱。取出疱的分泌物涂片进行革兰染色和荚膜染色。镜检发现有荚膜的革兰阳性竹节状大杆菌。根据上述情况分析,此工人是感染了( )

A.蜡样芽胞杆菌 B.枯草芽胞杆菌 C.多黏芽胞杆菌

D.嗜热脂肪芽胞杆菌 E.炭疽芽胞杆菌

19.5 岁女性农村患儿,发热 5 日,咽痛。免疫接种史不详。在咽后壁、腭弓和悬雍垂等处发现灰白色膜状物。涂片可见革兰阳性棒状杆菌,并有明显异染颗粒,初步诊断为( )

A.白喉 B.急性喉炎 C.病毒性咽炎

D.扁桃体炎　　　　E.支气管炎

二、判断题

(　　)1.炭疽芽孢杆菌革兰染色阳性,镜下排列似竹节状。

(　　)2.炭疽芽孢杆菌抵抗力不强,一般消毒剂即可杀灭。

(　　)3.荚膜肿胀试验可将炭疽芽孢杆菌与其他需氧芽胞杆菌进行鉴别。

(　　)4.白喉杆菌细长稍弯,排列不规则,常呈 L、V、X、T 等字形或排成栅栏状。

(　　)5.白喉杆菌对干燥、寒冷和日光的抵抗力差。

三、名词解释

异染颗粒

四、简答题

1.炭疽芽胞杆菌可通过哪些途径感染人体?各引起何种临床类型的炭疽?

2.简述白喉棒状杆菌的形态特点。

第十六章　分枝杆菌属、诺卡菌属及放线菌属

一、选择题

【A1 型题】

1.机体抗结核免疫主要是(　　)

A.干扰素　B.屏障结构　C.体液免疫　D.细胞免疫　E.体液免疫和细胞免疫

2.结核分枝杆菌引起机体的免疫是(　　)

A.局部免疫　B.感染免疫　C.体液免疫　D.抗毒素免疫　E.抗菌免疫

3.一男性患者 1 个月前感到疲劳、食欲减少、发热咳嗽、咳痰带血丝,取咳痰进行抗酸染色,镜下见到红色细长弯曲、分枝的杆菌,试问该细菌是何种细菌(　　)

A.白喉棒状杆菌　B.肺炎克雷伯菌　C.炭疽芽胞杆菌　D.结核分枝杆菌　E.流感嗜血杆菌

4.下列细菌中繁殖速度最慢的是(　　)

A.大肠埃希菌　B.丙型链球菌　C.脑膜炎奈瑟菌　D.结核分枝杆菌　E.肺炎链球菌

5.与结核分枝杆菌抗酸性有关的成分是(　　)

A.索状因子　B.磷脂　C.分枝菌酸　D.腊质 D　E.硫酸脑苷脂

6.与结核分枝杆菌抗干燥有关的是(　　)

A.胞壁致密　B.胞壁中脂质多　C.有芽胞　D.含耐热酶　E.以上都不是

7.结核菌素试验为阳性反应,下述判断错误的是(　　)

A.表明机体已感染过结核分枝杆菌

B.表明机体接种卡介苗成功

C.表明机体对结核分枝杆菌有一定的特异性免疫力

D.表明机体对结核分枝杆菌有迟发型超敏反应

E.表明机体对结核分枝杆菌无免疫力

8.可从痰中检出具有临床诊断意义的细菌是(　　)

A.表皮葡萄球菌　B.金黄色葡萄球菌　C.结核分枝杆菌　D.脑膜炎奈瑟菌　E.甲型溶血性链球菌

9.卡介苗的接种对象主要是(　　)

A.结核菌素试验阳性者　B.HIV 感染者　C.年老体弱者　D.新生儿和结核菌素试验阴性者　E.免疫功能低下者

10.结核分枝杆菌常用的培养基是(　　)

A.血培养基　B.罗氏(Lowenstein)培养基　C.沙保(Sabouraud)培养基

D.巧克力色培养基　　E.亚碲酸钾培养基

11.18岁女学生主诉:咳嗽,痰中有血丝,疲乏无力,盗汗,对该患者的痰标本应选用的染色法是(　　)

A.革兰染色法　　B.墨汁染色法　　C.鞭毛染色法

D.抗酸染色法　　E.美兰染色法

12.关于麻风分枝杆菌的致病性和免疫性叙述不正确的是(　　)

A.主要经破损皮肤或黏膜进入机体

B.抗麻风免疫主要是细胞免疫

C.抗酸阳性,细长略带弯曲的细菌

D.可在体外用人工培养基培养

E.根据临床表现多分为瘤型和结核样型

13.目前麻风病微生物学诊断的主要方法是(　　)

A.抗酸染色直接镜检　　B.分离培养　　C.麻风菌素试验

D.动物试验　　E.血清学试验

14.在放线菌感染的病灶组织及脓样物质中,肉眼可见硫磺样颗粒,其实质是(　　)

A.异染颗粒　　B.在组织中形成的菌落　　C.包涵体

D.质粒　　E.孢子

15.由放线菌引起的化脓性感染,其脓液特征是(　　)

A.黏稠,呈金黄色　　B.稀薄,呈血水样　　C.稀薄,呈蓝绿色

D.稀薄,呈暗黑色　　E.可见到硫磺样颗粒

16.衣氏放线菌感染最常见的部位是(　　)

A.肠道　　B.中枢神经系统　　C.骨和关节

D.面颈部软组织　　E.肺部

17.诺卡菌主要分布于(　　)

A.空气　　B.水　　C.土壤

D.人与外界相通的腔道　　E.动物与外界相通的腔道

18.诺卡菌感染引起人的主要疾病是(　　)

A.肺炎　　B.脑膜炎　　C.脑脓肿

D.败血症　　E.腹膜炎

19.诺卡菌属引起的感染多为(　　)

A.内源性感染　　B.蚊虫叮咬感染　　C.动物的咬伤

D.外源性感染　　E.接触感染

20.经抗酸染色找到结核杆菌,报告为“++++”的细菌数量为(　　)

A.每100个油镜视野1~9个　　B.每10个油镜视野1~9个　　C.每个油镜视野10个以上

D.每个油镜视野1~9个　　E.每5个油镜视野1~9个

21.男性患者,1个月前感到疲惫、食欲减少、发热、咳嗽、咳痰带血丝,取患者咳出的痰行抗酸染色,镜下见到红色细长弯曲、分枝的杆菌,该细菌可能是(　　)

A.诺卡菌　　B.放线菌　　C.麻风分枝杆菌

D.结核分枝杆菌　　E.流感杆菌

二、判断题

(　　)1.卡介苗是由人型结核分枝杆菌制备而成的。

(　　)2.结核分枝杆菌抵抗力强,能在普通培养基上生长。

(　　)3.结核分枝杆菌的致病物质是内毒素。

(　　)4.结核分枝杆菌是胞内感染菌,其免疫主要以体液免疫为主。

(　　)5.结核分枝杆菌经抗酸染色后呈红色。

三、名词解释

卡介苗(BCG)

四、简答题

1.简述结核菌素试验的实际应用。

2.简述结核分枝杆菌的致病物质的特点及毒力有关的主要物质。

3.简述结核分枝杆菌检测时,痰液标本如何正确取材。

第十七章 厌 氧 菌

一、选择题

【A1 型题】

1.破伤风梭菌的致病机制是(　　)

A.破伤风梭菌感染引起败血症

B.破伤风梭菌产生内毒素引起休克

C.破伤风梭菌感染引起菌血症

D.破伤风痉挛毒素侵入中枢神经系统致病

E.破伤风梭菌引起大脑的化脓性感染

2.血平板上可形成双层溶血环的细菌是(　　)

A.产气荚膜梭菌　　B.肉毒梭菌　　C.炭疽芽胞杆菌

D.白喉棒状杆菌　　E.鼠疫耶尔森菌

3.厌氧芽胞梭菌对外界因素抵抗力强是因为有(　　)

A.荚膜　　B.芽胞　　C.鞭毛

D.菌毛　　E.内毒素

4.关于肉毒毒素的作用机制,叙述正确的是(　　)

A.使脑神经和外周神经兴奋性增加　　B.使自主神经兴奋性增加　　C.使自主神经兴奋性麻痹

D.阻碍乙酰胆碱的释放　　E.释放抑制性神经介质

5.破伤风梭菌的致病条件为(　　)

A.菌群失调　　B.机体无免疫力　　C.伤口处存在厌氧微环境

D.繁殖体污染伤口　　E.芽胞污染伤口

6.在人体肠道正常菌群中占绝对优势的细菌是(　　)

A.链球菌　　B.大肠杆菌　　C.变形杆菌

D.白色念珠菌　　E.无芽胞厌氧菌

7.产气荚膜梭菌除可引起气性坏疽外,还可引起(　　)

A.食物中毒　　B.肺炎　　C.败血症

D.尿道炎　　E.以上都不是

8.可引起气性坏疽的病原菌是(　　)

A.炭疽芽胞杆菌　　B.霍乱弧菌　　C.产气荚膜梭菌

D.肉毒梭菌　　E 艰难梭菌

9.能引起食物中毒,但很少有消化道症状的细菌是(　　)

A.金黄色葡萄球菌　　B.副溶血性弧菌　　C.肠炎沙门菌

D.肉毒梭菌　　E.产气荚膜梭菌

10.无芽胞厌氧菌感染的特点是(　　)

A.致病力较强,大多数致病较严重

B.大多是化脓性感染,无特定临床病型
C.分泌物或脓液大多稀薄
D.大多由外伤引起
E.以上都不是

11.关于破伤风痉挛毒素的特性,叙述正确的是( )
A.属神经毒素 B.属肠毒素 C.属细胞毒素
D.仅作用于外周神经 E.毒性不强

12.厌氧芽胞梭菌与无芽胞厌氧菌具有的共性是( )
A.形态染色性 B.专性厌氧 C.在人体内的分布
D.致病性 E.对人体的危害

13.属于破伤风梭菌形态染色方面的特性是( )
A.有荚膜 B.无鞭毛 C.菌体呈竹节状排列
D.菌体呈鼓槌状 E.芽胞呈正圆形,位于菌体次极端

14.关于破伤风梭菌的特性,下列哪项是错误的( )
A.有芽胞与鞭毛 B.繁殖体对青霉素敏感 C.代谢活跃
D.菌体呈鼓槌状 E.可产生外毒素

15.对破伤风梭菌叙述正确的是( )
A.通过消化道感染 B.是革兰阴性菌,具周鞭毛 C.不能形成芽胞
D.细菌侵入血而致病 E.致病物质主要是外毒素

16.紧急预防破伤风最好注射( )
A.破伤风类毒素 B.破伤风抗毒素 C.丙种球蛋白
D.抗生素 E.破伤风死菌苗

17.注射破伤风抗毒素(TAT)的目的是( )
A.对易感人群进行常规预防
B.杀灭伤口中繁殖的破伤风梭菌
C.对可疑破伤风患者治疗及紧急预防
D.主要用于儿童的预防接种
E.中和与神经细胞结合的毒素

18.下列细菌中不是厌氧性细菌的是( )
A.破伤风梭菌 B.脆弱类杆菌 C.肉毒梭菌
D.艰难梭菌 E.肺炎链球菌

19.气性坏疽的典型症状之一是组织气肿,其主要原因是由于( )
A.细菌产生透明质酸酶 B.细菌能分解多种糖类 C.细菌产生卵磷脂酶
D.细菌产生细胞毒素 E.细菌产生肉毒毒素

20.下列细菌在牛奶培养基上培养时能产生"汹涌发酵"现象的细菌是( )
A.破伤风梭菌 B.产气荚膜梭菌 C.肉毒梭菌
D.大肠杆菌 E.霍乱弧菌

21.肉毒梭菌的芽胞特点是( )
A.椭圆形,位于菌体顶端 B.椭圆形,位于菌体次极端 C.正圆形,位于菌体顶端

D.正圆形,位于菌体次极端　　E.椭圆形,小于菌体

22.以神经外毒素致病的细菌是(　　)

A.肉毒毒素　　B.产气荚膜梭菌　　C.链球菌

D.霍乱弧菌　　E.金黄色葡萄球菌

【A2 型题】

1.患者,男,35 岁。施工中不慎被一生锈铁钉扎伤后来医院应诊。在给患者清创包扎时,还应给此患者注射(　　)

A.白百破三联疫苗(DPT)　　B.胎盘球蛋白　　C.破伤风抗毒素(TAT)

D.磺胺类抗生素　　E.干扰素

【A3 型题】

患者,男,35 岁。一周前在施工中受伤,入院时面部肌肉抽搐,苦笑面容,出现张口困难,牙关紧闭,继而颈部、背部肌肉发生强直性痉挛,躯体出现角弓反张,面部发绀,呼吸困难。

1.患者可能患哪种病(　　)

A.破伤风　　B.气性坏疽　　C.大叶性肺炎

D.伤寒　　E.百日咳

2.此种疾病的病原体是(　　)

A.产气荚膜梭菌　　B.破伤风梭菌　　C.肉毒梭菌

D.伤寒沙门菌　　E.脑膜炎奈瑟菌

3.其致病物质可能是(　　)

A.内毒素　　B.外毒素　　C.肉毒毒素

D.耐热肠毒素　　E.类毒素

患者,男,48 岁。建筑工人,因牙关紧闭、四肢痉挛而入院。8 天前,右脚被铁钉扎伤,伤口深,但几日后自愈。5 日后,右腿有些麻木和疼痛,咀嚼不便,吞咽困难,最后全身抽搐、四肢痉挛。入院诊断为破伤风。

4.请问下述哪项是最佳治疗原则(　　)

A.注射青霉素

B.注射破伤风抗毒素和青霉素

C.注射破伤风抗毒素和白百破疫苗

D.注射破伤风抗毒素

E.注射白百破疫苗和青霉素

5.此种疾病的病原体是(　　)

A.破伤风梭菌　　B.产气荚膜梭菌　　C.伤寒沙门菌

D.金黄色葡萄球菌　　E.脑膜炎奈瑟菌

【B 型题】

1~3 题共用备选答案

A.炭疽杆菌芽胞　　B.破伤风梭菌芽胞　　C.肉毒梭菌芽胞

D.产气荚膜梭菌芽胞　　E.厌氧梭菌芽胞

1.呈正圆形,宽于菌体,位于菌体顶端的是(　　)
2.呈椭圆形,不宽于菌体,位于菌体次极端的是(　　)
3.呈椭圆形,宽于菌体,位于菌体次极端的是(　　)
4~7 题共用备选答案
A.抑制易感细胞的蛋白质合成
B.阻断上、下神经元之间正常抑制性介质的传递,导致肌肉痉挛
C.抑制神经末梢释放乙酰胆碱,影响神经冲动的传递,导致肌肉弛缓型麻痹
D.激活细胞内腺苷酸环化酶,使 cAMP 的水平增高,使肠黏膜细胞的分泌功能增强
E.破坏细胞膜,使细胞裂解
4.白喉毒素的致病机制是(　　)
5.破伤风痉挛毒素的致病机制是(　　)
6.肉毒毒素的致病机制是(　　)
7.霍乱肠毒素的致病机制是(　　)
8~10 题共用备选答案
A.破伤风梭菌　　B.产气荚膜梭菌　　C.肉毒梭菌
D.艰难梭菌　　E.霍乱弧菌
8.导致神经末梢麻痹性食物中毒的病原菌为(　　)
9.能引起全身骨骼肌痉挛的病原菌是(　　)
10.引起局部组织水肿、气肿,触摸有捻发感,严重时伴大块组织坏死等症状的病菌是(　　)
11~13 题共用备选答案
A.细菌呈鼓槌状　　B.血平板上出现双层溶血环　　C.培养后出现似露滴状菌落
D.能产生 β-内酰胺酶　　E.细菌呈网球拍状
11.符合产气荚膜梭菌的特点是(　　)
12.符合破伤风梭菌的特点是(　　)
13.符合肉毒梭菌的特点是(　　)
14~15 题共用备选答案
A.毒素作用于中枢神经系统
B.毒素作用于外周胆碱能神经
C.毒素仅作用于肠黏膜上皮细胞
D.在牛奶培养基上可产生“汹涌发酵”
E.引起牙周脓肿最常见的细菌
14.无芽胞厌氧菌(　　)
15.肉毒梭菌(　　)

二、判断题

(　　)1.破伤风抗毒素可用于治疗破伤风。
(　　)2.无芽胞厌氧菌感染是炎症分泌物直接涂片可见到细菌,但常规培养无细菌生长。
(　　)3.在人体肠道的正常菌群中,大肠杆菌占绝对优势。
(　　)4.肉毒毒素引起的食物中毒,胃肠症状非常明显。

三、名词解释

1.汹涌发酵

2.厌氧性细菌

四、简答题

1.如何防治破伤风?

2.简述破伤风梭菌的致病条件。

第十八章 螺旋体、支原体、衣原体、立克次体

一、选择题

【A1 型题】

1.不属于原核细胞型微生物的是( )

A.细菌　B.病毒　C.支原体
D.立克次体　E.衣原体

2.钩体病的主要传染源是( )

A.急性期患者　B.隐性带菌者　C.带菌的鼠类和猪
D.带菌节肢动物　E.以上都不是

3.关于梅毒,下列哪项叙述是错误的( )

A.病原体是螺旋体　B.病后可获得终身免疫　C.可通过性接触或通过垂直传播
D.人是唯一传染源　E.治疗不及时易成慢性

4.下列微生物不属于严格细胞内寄生的是( )

A.病毒　B.立克次体　C.沙眼衣原体
D.肺炎衣原体　E.肺炎支原体

5.沙眼由以下哪种病原微生物引起( )

A.螺旋体　B.立克次体　C.支原体
D.衣原体　E.病毒

6.钩端螺旋体最主要的感染途径是( )

A.接触患者或病兽　B.接触疫水或疫土　C.经呼吸道感染
D.经消化道感染　E.经节肢动物叮咬

7.哪种螺旋体能穿过胎盘( )

A.雅司螺旋体　B.回归热螺旋体　C.奋森螺旋体
D.梅毒螺旋体　E.伯氏疏螺旋体

8.一期梅毒患者,检测病原体应取的标本是( )

A.尿液　B.淋巴液　C.下疳渗出液
D.梅毒疹渗出液　E.血液

9.最小的原核细胞型微生物是( )

A.细菌　B.螺旋体　C.支原体
D.立克次体　E.衣原体

10.原发性非典型性肺炎是由哪种微生物引起的( )

A.立克次体　B.肺炎支原体　C.肺炎衣原体
D.放线菌　E.肺炎链球菌

11.在世界上首先成功分离培养出沙眼衣原体的学者是( )

A.汤飞凡　B.郭霍　C.巴斯德

D.李斯德　　E.琴纳

12.由立克次体引起的疾病是(　　)

A.非典型性肺炎　　B.沙眼　　C.梅毒

D.性病淋巴肉芽肿　　E.恙虫病

【A2 型题】

1.一名耕种水稻的农民,突然出现高热、乏力,伴有腓肠肌疼痛、眼结膜出血以及淋巴结肿大,进而出现黄疸。该患者可能是哪种微生物感染(　　)

A.霍乱弧菌　　B.钩端螺旋体　　C.梅毒螺旋体

D.甲型肝炎病毒　　E.伯氏疏螺旋体

2.某患者,突然出现高热,乏力,伴有腓肠肌疼痛,眼结膜出血以及淋巴结肿大。印象诊断是钩体病。该病原体的主要传染源和储存宿主是(　　)

A.鼠和犬　　B.猪和犬　　C.鼠和猪

D.牛和马　　E.羊和牛

3.男,24 岁。有不洁性交史,2 月前出现生殖器皮肤的无痛性溃疡,1 个月后自然愈合,近日出现全身皮肤红疹,伴有淋巴结肿大,该患者可能患有何种疾病(　　)

A.猩红热　　B.麻疹　　C.性病淋巴肉芽肿

D.风疹　　E.梅毒

【B 型题】

1~3 题共用备选答案

A.油煎蛋样菌落　　B.α 溶血　　C.露珠样菌落

D.“汹涌发酵”现象　　E.脂溶性色素

1.金黄色葡萄球菌生长可产生(　　)

2.支原体生长可产生(　　)

3.产气荚膜梭菌生长可产生(　　)

4~6 题共用备选答案

A.衣原体　　B.支原体　　C.细菌

D.立克次体　　E.噬菌体

4.缺乏细胞壁的原核细胞型微生物是(　　)

5.有独特生活周期的原核细胞型微生物是(　　)

6.以节肢动物为主要传播媒介的原核细胞型微生物是(　　)

7~9 题共用备选答案

A.人虱　　B.人蚤　　C.鼠蚤

D.蜱　　E.恙螨

7.恙虫病的传播媒介是(　　)

8.流行性斑疹伤寒的传播媒介是(　　)

9.地方性斑疹伤寒的传播媒介是(　　)

10~12 题共用备选答案

A.肺炎支原体　　B.肺炎衣原体　　C.沙眼衣原体

D.普氏立克次体　　E.斑疹伤寒立克次体

10.包涵体结膜炎的病原体是(　　)

11.流行性斑疹伤寒的病原体是(　　)

12.地方性斑疹伤寒的病原体是(　　)

二、判断题

(　　)1.梅毒螺旋体可经胎盘传播引起畸形。

(　　)2.支原体是能在无生命培养基生长的最小的原核细胞型微生物。

(　　)3.支原体无细胞壁结构,故在形态上呈多形性。

(　　)4.钩端螺旋体病是人畜共患传染病。

三、名词解释

1.支原体

2.衣原体

四、简答题

简述普氏立克次体、斑疹伤寒立克次体和恙虫病立克次体的传播媒介及所致疾病。

第十九章 真 菌

一、选择题

【A1 型题】

1.下列选项属于真核细胞型微生物的是( )

A.螺旋体 B.病毒 C.真菌

D.细菌 E.立克次体

2.各种皮肤癣症是由下列哪种病原体引起的( )

A.细菌 B.真菌 C.病毒

D.立克次体 E.衣原体

3.真菌的繁殖结构是( )

A.芽胞 B.孢子 C.包涵体

D.原体 E.始体

4.引起鹅口疮的病原体是( )

A.絮状表皮癣菌 B.石膏样小孢子菌 C.口腔链球菌

D.白假丝酵母菌 E.口腔螺旋体

5.真菌细胞壁的主要化学成分是( )

A.肽聚糖 B.几丁质 C.蛋白质

D.脂质 E.磷壁酸

6.关于真菌的叙述错误的是( )

A.为真核细胞型微生物

B.分单细胞与多细胞真菌两大类

C.对营养要求不高可进行人工培养

D.对常用抗生素敏感

E.孢子是真菌的繁殖器官

7.常见的新生隐球菌病为( )

A.尿道炎、阴道炎、肠炎 B.甲沟炎 C.肺炎、脑膜炎

D.鹅口疮 E.肉芽肿

8.下述哪种真菌侵犯深部组织和器官( )

A.皮肤癣真菌 B.着色真菌 C.申克孢子丝菌

D.角层癣菌 E.新生隐球菌

9.下述哪种病原体常用墨汁染色法检查( )

A.沙眼衣原体 B.白假丝酵母菌 C.皮肤丝状菌

D.新生隐球菌 E.钩端螺旋体

10.因菌群失调而导致的阴道炎由下述哪种真菌引起( )

A.白假丝酵母菌 B.皮肤癣真菌 C.新生隐球菌

D.申克孢子丝菌　　E.着色真菌

11.下列关于真菌孢子的叙述,不正确的是(　　)

A.真菌可产生有性孢子

B.真菌孢子对热抵抗力不强

C.真菌孢子是真菌抵抗不良环境产生的休眠形式,不是真菌的繁殖体

D.真菌可产生无性孢子

E.真菌孢子是繁殖体

12.取毛发、甲屑等标本做微生物学检查诊断癣时,常先将标本做哪种处理(　　)

A.用 10%H_2SO_4 溶解消化　　B.用 10%KOH 溶解消化　　C.用放线菌酮消毒处理

D.用 10%HCL 消毒处理　　E.用 95%乙醇溶解消化

13.下列有关真菌的致病性与免疫性的描述,哪一项是错误的(　　)

A.由菌丝所产生的孢子是真菌的繁殖体

B.多种真菌毒素与肿瘤密切相关

C.真菌对细菌抗生素不敏感

D.深部感染真菌可侵犯皮下、内脏及脑膜等处,引起慢性肉芽肿及坏死

E.体液免疫是机体排菌及复原的关键

14.多细胞真菌的菌落类型是(　　)

A.酵母型　　B.类酵母型　　C.丝状型

D.类丝状型　　E.混合型

15.下列哪种培养基是用于真菌培养的(　　)

A.血清肉汤培养基　　B.沙保弱培养基　　C.罗氏培养基

D.SS 琼脂平板　　E.中国蓝培养基

16.形成类酵母型菌落的是(　　)

A.新型隐球菌　　B.白假丝酵母菌　　C.烟曲霉

D.青霉　　E.毛霉

17.浅部真菌感染的最适温度是(　　)

A.25~28℃　　B.37℃　　C.40℃

D.30~35℃　　E.18~20℃

18.新型隐球菌常用以下哪种染色方法(　　)

A.革兰染色　　B.乳酸酚棉蓝染色　　C.墨汁染色

D.糖原染色　　E.荧光染色

19.乳酸酚棉蓝染色将真菌染成哪种颜色(　　)

A.蓝色　　B.紫色　　C.红色

D.棕色　　E.黑色

20.以下对真菌人工培养的条件描述,正确的是(　　)

A.培养基中必须含有非常丰富的营养物质

B.最适 pH 9.0

C.大部分真菌最适温度为 25~28℃

D.需 5%~10% CO_2 环境

E.培养时间为 24 小时

21.最常用的真菌培养基是(　　)

A.沙保弱琼脂培养基　　B.玉米-吐温 80 培养基　　C.血琼脂

D.SS 琼脂　　E.普通营养琼脂

二、判断题

(　　)1.真菌按照侵犯的部位和临床表现可分为表面感染真菌、皮下组织感染真菌和深部感染真菌。

(　　)2.多细胞真菌又称霉菌。

(　　)3.新生隐球菌主要的致病因素是荚膜。

(　　)4.真菌感染可以青霉素治疗。

三、名词解释

真菌

四、简答题

1.简述真菌对人类所致疾病的种类。

2.简述真菌按照形态结构的分类及其特点。

第二十章 病毒的基本性状

一、选择题

【A1 型题】

1.控制病毒遗传变异的结构是(　　)

A.核质　B.衣壳　C.壳粒

D.核酸　E.包膜

2.无包膜病毒的释放方式是(　　)

A.胞饮　B.融合　C.出芽

D.破胞　E.以上都不是

3.最简单的完整的病毒颗粒是(　　)

A.核心　B.衣壳　C.核衣壳

D.核酸　E.包膜

4.衣壳的生物学功能不包括(　　)

A.保护病毒核酸　B.介导病毒体吸附易感细胞受体　C.构成病毒特异性抗原

D.本身具有传染性　E.病毒分类,鉴定的依据

5.含有包膜的病毒的释放方式是(　　)

A.胞饮　B.融合　C.出芽

D.破胞　E.以上都不是

6.用于测量病毒大小的单位是(　　)

A.μm　B.nm　C.mm

D.cm　E.m

7.病毒灭活是指在理化因素下使病毒失去(　　)

A.感染性　B.诱生 IFN 的特性　C.血凝特性

D.细胞融合特性　E.抗原性

8.病毒的增殖方式是(　　)

A.复制　B.二分裂　C.分枝

D.减数分裂　E.芽生

9.下列哪项是病毒的基本结构(　　)

A.核衣壳　B.核酸　C.衣壳

D.包膜　E.壳粒

10.病毒体的定义是(　　)

A.无感染性的前病毒　B.无包膜的裸露病毒　C.有刺突的包膜病毒

D.可独立生存的病毒　E.结构完整有感染性的成熟病毒

11.关于病毒结构叙述错误的是(　　)

A.核酸和衣壳组成核衣壳　B.有包膜的病毒才有感染性　C.衣壳由壳粒构成

D.病毒包膜表面可有刺突　E.各种病毒壳粒数目不一定相同

12.关于病毒基本性状叙述错误的是(　　)

A.体积微小,无细胞结构　B.只能在活细胞中增殖　C.含有 DNA 和 RNA

D.对干扰素敏感　E.耐冷不耐热

13.病毒在宿主细胞内复制周期过程,正确的描述是(　　)

A.吸附、穿入、脱壳、生物合成、装配与释放

B.吸附、脱壳、生物合成、装配与释放

C.吸附、接合、穿入、生物合成、装配及释放

D.特异性结合、脱壳、复制、装配及释放

E.结合、复制、组装及释放

14.构成病毒核心的化学成分是(　　)

A.磷酸　B.蛋白质　C.脂类

D.核酸　E.以上都不是

15.对病毒包膜的叙述错误的是(　　)

A.化学成分为蛋白质、脂类及多糖　B.表面突起称为壳粒　C.具有病毒种、型特异性抗原

D.包膜溶解可使病毒灭活　E.可保护病毒

16.下列关于病毒抵抗力的特点描述正确的是(　　)

A.耐冷又耐热　B.不耐冷、不耐热　C.耐热、不耐冷

D.耐冷、不耐热　E.以上均不是

17.对病毒干扰现象叙述错误的是(　　)

A.只发生在活病毒之间　B.可使感染自然终止　C.可改变宿主细胞的代谢途径

D.与干扰素产生有关　E.与病毒竞争细胞受体有关

18.缺陷病毒的本质是指(　　)

A.包膜刺突缺损　B.衣壳缺损　C.基因组缺损

D.复制周期不全　E.病毒酶缺损

19.经隐性或显性感染后,病毒基因存在于一定组织或细胞中,但并不产生有感染性的病原体,在某些条件下病毒可被激活而急性发作的感染是(　　)

A.亚临床感染　B.隐性感染　C.慢发病毒感染

D.潜伏感染　E.慢性感染

20.关于垂直传播,叙述错误的是(　　)

A.是由母体传给胎儿　B.病毒以外的其他微生物少见　C.分娩时可经产道传播

D.人类病毒可经精子传播　E.可经胎盘传播

21.病毒感染细胞后可出现(　　)

A.杀细胞效应　B.细胞融合(稳定状态感染)　C.细胞凋亡

D.细胞增生与细胞转化　E.以上均可

22.关于隐性感染,下列哪项叙述不正确(　　)

A.又称亚临床感染　B.不造成组织细胞损伤　C.可作为传染源

D.可获得免疫力　E.病毒感染中并不少见

23.经隐性或显性感染后,病毒未完全清除,可持续存在血液或组织中并不断排出体外,可出现症状,也

可无症状的这类感染是(　　)

A.慢性感染　　B.潜伏性感染　　C.慢发病毒感染

D.亚临床感染　　E.急性感染

24.病毒感染后有很长的潜伏期,既不能分离出病毒也无症状。经数年或数十年后,可发生某些进行性疾病,并导致死亡的这类感染是(　　)

A.慢性感染　　B.潜伏性感染　　C.慢发病毒感染

D.亚临床感染　　E.急性感染

25.下列哪种病毒病易发生潜伏性感染(　　)

A.乙型脑炎　　B.乙型肝炎　　C.流感

D.水痘　　E.脊髓灰质炎

26.病毒水平传播的途径不包括(　　)

A.经呼吸道感染　　B.经消化道感染　　C.经胎盘感染

D.经节肢动物叮咬感染　　E.动物咬伤

【B 型题】

1~2 题共用备选答案

A.衣壳　　B.核酸　　C.酶类

D.壳粒　　E.刺突

1.保护核酸不受核酸酶或其他影响因素破坏(　　)

2.决定病毒立体对称型(　　)

二、判断题

(　　)1.病毒的干扰现象仅发生在同株病毒之间。

(　　)2.病毒是原核细胞型微生物。

(　　)3.病毒对抗生素敏感。

(　　)4.对人致病的病毒多为球形。

三、名词解释

1.病毒

2.干扰现象

3.病毒体

4.垂直传播

5.水平传播

四、简答题

1.简述病毒的复制周期。

2.简述病毒的基本特征。

3.简述病毒对宿主细胞的直接致病作用。

第二十一章 呼吸道病毒

一、选择题

【A1 型题】

1.流行性感冒的病原体是(　　)

A.流感杆菌　B.流感病毒　C.鼻病毒　D.呼吸道合胞病毒　E.脑膜炎球菌

2.流感病毒的核酸特点是(　　)

A.一条完整的单负股 RNA　B.分节段的单负股 RNA　C.完整的双股 DNA　D.分节段的双股 RNA　E.分节段的单股 DNA

3.呼吸道病毒是指(　　)

A.以呼吸道为传播途径的病毒

B.引起呼吸道局部病变的病毒

C.主要以呼吸道为侵入门户,进入血液引起全身症状的病毒

D.主要以呼吸道为侵入门户,引起呼吸道局部病变而不引起全身症状的病毒

E.主要以呼吸道为侵入门户,引起呼吸道局部病变或伴有全身症状的病毒

4.关于流感病毒的描述,下面哪一项是错误的(　　)

A.正黏病毒　B.包膜上有神经氨酸酶　C.不易发生变异　D.包膜上有血凝素　E.RNA 分节段

5.流感病毒最易变异的成分是(　　)

A.核蛋白　B.包膜蛋白　C.流感病毒的 HA 和 NA　D.核糖体蛋白　E.RNA 聚合酶

6.可通过胎盘传给胎儿的病毒是(　　)

A.流感病毒　B.麻疹病毒　C.腺病毒　D.风疹病毒　E.呼吸道合胞病毒

7.引起世界性大流行的流感病原体是(　　)

A.流感杆菌　B.甲型流感病毒　C.乙型流感病毒　D.丙型流感病毒　E.副流感病毒

8.划分甲型流感病毒亚型的依据为(　　)

A.核蛋白抗原　B.M 蛋白抗原　C.血凝素和神经氨酸酶　D.核酸类型　E.培养特性

9.青春期感染腮腺炎病毒易合并(　　)

A.脑膜炎　B.肺炎　C.肝炎　D.肾炎　E.睾丸炎或卵巢炎

10.麻疹病毒的特点是(　　)

A.感染率低,发病率低

B.目前尚不能进行组织培养

C.有多个血清型

D.感染会形成两次病毒血症,感染后机体有牢固免疫力

E.不侵犯中枢神经系统

11.柯氏斑对下列哪种病毒感染有诊断意义( )

A.流感病毒　　B.麻疹病毒　　C.腮腺炎病毒

D.巨细胞病毒　　E.人类免疫缺陷病毒

12.SARS 冠状病毒是下列哪种疾病的病原体( )

A.严重急性呼吸综合征　　B.溃疡性结肠炎　　C.大叶性肺炎

D.流感　　E.普通感冒

13.引起急性呼吸道感染的主要病原体是( )

A.细菌　　B.真菌　　C.病毒

D.衣原体　　E.螺旋体

14.流感病毒哪一成分诱导产生的抗体保护性最强( )

A.M 蛋白　　B.神经氨酸酶　　C.血凝素

D.核酸　　E.核蛋白

15.与流感病毒成熟释放有关的成分是( )

A.HA　　B.NA　　C.M 蛋白

D.脂质双层　　E.LPS

16.流感病毒在细胞内增殖的检测指标通常是( )

A.CPE　　B.红细胞凝集或吸附试验　　C.蚀斑测定

D.干扰现象　　E.包涵体

17.下列哪组病毒主要经呼吸道传播 ( )

A.流感病毒、呼吸道合胞病毒、柯萨奇病毒

B.流感病毒、麻疹病毒、脊髓灰质炎病毒

C.风疹病毒、鼻病毒、腺病毒

D.呼吸道合胞病毒、流感病毒、甲型肝炎病毒

E.腮腺炎病毒、乙型肝炎病毒、流感病毒

18.普通感冒的主要病原体是( )

A.流感病毒

B.副流感病毒

C.腺病毒

D.鼻病毒

E.呼吸道病毒

【A2 型题】

1.男孩,2 岁。发热 4 天,体温达 40℃,伴流涕、鼻塞、咳嗽、眼结膜充血,眼泪较多。今发现耳后、颈枕部出现散在红色丘疹,疹间皮肤正常。最可能的诊断为( )

A.猩红热　　B.幼儿急诊　　C.风疹

D.水痘　　E.麻疹

【B 型题】

1~3 题共用备选答案

A.流感病毒　B.麻疹病毒　C.腮腺炎病毒

D.风疹病毒　E.SARS 冠状病毒

1.最容易发生抗原变异的病毒是(　　)

2.感染可引起不育的病毒是(　　)

3.感染可以导致胎儿畸形的病毒是(　　)

4~5 题共用备选答案

A.抗原性漂移　B.抗原性转换　C.溶原性转换

D.细胞病变效应　E.耐药性变异

4.流感的中小型流行的原因是由于流感病毒(　　)

5.病毒的基因重组可导致(　　)

6~7 题共用备选答案

A.流感病毒　B.麻疹病毒　C.腮腺炎病毒

D.风疹病毒　E.SARS 冠状病毒

6.能形成慢发病毒感染的病毒是(　　)

7.引起严重急性呼吸综合征的病毒是(　　)

二、判断题

(　　)1.麻疹病毒、腮腺炎病毒和风疹病毒均只有一个血清型。

(　　)2.预防麻疹流行最好的方法是注射胎盘球蛋白。

(　　)3.甲型流感病毒抗原发生大变异称为抗原漂移。

三、名词解释

呼吸道病毒

四、简答题

简述流感病毒包膜刺突的组成及功能。

第二十二章　消化道病毒

一、选择题

【A1 型题】

1.脊髓灰质炎病毒的传播途径是(　　)

A.空气传播　B.经血传播　C.虫媒传播　D.垂直传播　E.粪-口传播

2.可引起小儿麻痹症的病原体是(　　)

A.细菌　B.脊髓灰质炎病毒　C.风疹病毒　D.轮状病毒　E.柯萨奇病毒

3.脊髓灰质炎病毒主要侵犯(　　)

A.三叉神经节　B.脑神经节　C.脊髓前角运动神经细胞　D.神经肌肉接头　E.海马回锥体细胞

4.婴幼儿腹泻最常见的病原体是(　　)

A.柯萨奇病毒　B.埃可病毒　C.轮状病毒　D.腺病毒　E.呼肠病毒

5.肠道病毒不会引起的疾病是(　　)

A.脊髓灰质炎　B.急性出血性结膜炎　C.心肌炎　D.疱疹性咽峡炎　E.流行性乙型脑炎

6.最常引起病毒性心肌炎的是(　　)

A.脊髓灰质炎病毒　B.柯萨奇病毒　C.新型肠道病毒 70 型　D.埃可病毒　E.轮状病毒

7.不是肠道病毒的共同特征的一项是(　　)

A.属于小 RNA 病毒科

B.可引起肠道外症状

C.病毒在肠道内增殖并从粪便排出

D.病毒基因组 RNA 不具有传染性

E.为 20 面体对称的无包膜球形颗粒

8.下列哪组病毒都通过粪-口途径传播(　　)

A.脊髓灰质炎病毒、轮状病毒、埃可病毒、柯萨奇病毒

B.腺病毒、流感病毒、脊髓灰质炎病毒、埃可病毒

C.柯萨奇病毒、甲型肝炎病毒、麻疹病毒、EB 病毒

D.冠状病毒、腮腺炎病毒、埃可病毒、柯萨奇病毒

E.B 病毒、埃可病毒、脊髓灰质炎病毒、柯萨奇病毒

9.脊髓灰质炎病毒排出体外主要通过(　　)

A.鼻分泌物　B.眼分泌物　C.粪便

D.小便　　E.飞沫

10.脊髓灰质炎病毒最主要的感染类型是(　　)

A.隐性感染　　B.急性感染　　C.慢性感染

D.潜伏感染　　E.慢发感染

11.柯萨奇病毒的主要传播途径是(　　)

A.呼吸道　　B.消化道　　C.蚊虫叮咬

D.血液和血制品　　E.母婴传播

12.口服脊髓灰质炎减毒活疫苗的注意事项不包括(　　)

A.注意疫苗是否失效　　B.勿用热开水送服　　C.疫苗要注意冷藏运输

D.宜安排在冬季服用　　E.只需服用 1 次即可达到免疫效果

13.有关脊髓灰质炎减毒活疫苗的描述不正确的是(　　)

A.病毒有毒力回复的可能　　B.可引发并发症　　C.可能活化其他潜伏病毒

D.疫苗可置室温下长期保存　　E.免疫力低下的患者不宜服用

14.不是肠道病毒的共同特征的一项是(　　)

A.属于小 RNA 病毒科

B.可引起肠道外症状

C.病毒在肠道内增殖并从粪便排出

D.病毒基因组 RNA 不具有传染性

E.为 20 面体对称的无包膜球形颗粒

15.引起婴幼儿急性胃肠炎的主要病原体是(　　)

A.新肠道病毒　　B.志贺菌　　C.Norwalk 病毒

D.轮状病毒　　E.大肠埃希菌

16.脊髓灰质炎病毒最主要的感染类型是(　　)

A.隐性感染　　B.急性感染　　C.慢性感染

D.潜伏感染　　E.慢发感染

17.脊髓灰质炎病毒排出体外主要通过(　　)

A.鼻分泌物　　B.眼分泌物　　C.粪便

D.小便　　E.飞沫

18.轮状病毒的致泻机制是(　　)

A.小肠黏膜细胞 cAMP 水平升高,导致体液平衡紊乱

B.小肠黏膜 cAMP 水平升高,导致小肠细胞分泌过度

C.病毒直接损伤小肠黏膜细胞,绒毛脱落,腺窝细胞增生、分泌增多

D.病毒作用于肠壁神经系统,使肠功能紊乱

E.以上都不是

19.下列哪种病毒不属于消化道感染病毒(　　)

A.脊髓灰质炎病毒　　B.柯萨奇病毒　　C.埃可病毒

D.EB 病毒　　E.轮状病毒

20.肠道病毒不会引起的疾病是(　　)

A.脊髓灰质炎　　B.急性出血性结膜炎　　C.心肌炎

D.疱疹性咽峡炎　E.流行性乙型脑炎

21.引起手足口病的主要病原体是(　　)

A.柯萨奇病毒 A 组 20 型　B.腺病毒 8 型　C.新肠道病毒 71 型

D.新肠道病毒 69 型　E.新肠道病毒 70 型

【B 型题】

1~2 题共用备选答案

A.脊髓灰质炎病毒　B.柯萨奇病毒　C.轮状病毒

D.埃可病毒　E.风疹病毒

1.引起手足口病的重要病原体是(　　)

2.引起小儿麻痹症的重要病原体是(　　)

二、判断题

(　　)1.柯萨奇病毒的主要传播途径是消化道。

(　　)2.脊髓灰质炎病毒可以发生垂直传播。

(　　)3.肠道病毒皆可引起手足口病。

三、名词解释

潜伏期

四、简答题

人类肠道病毒有哪些？有何致病特点？

第二十三章 肝炎病毒

一、选择题

【A1 型题】

1.DNA 病毒为(　　)

A.HAV　B.HBV　C.HCV

D.HDV　E.HEV

2.下列传播途径是乙肝的主要途径的是(　　)

A.母婴传播　B.血液传播　C.血制品传播

D.以上全是　E.以上都不是

3.完整的乙型肝炎病毒颗粒是(　　)

A.大球形颗粒　B.小球形颗粒　C.管形颗粒

D.以上都是　E.以上都不是

4.下列不是乙肝五项指标的是(　　)

A.HBsAg　B.HBcAg　C.HBsAb

D.HBcAb　E.HBeAg

5.HBV 最重要的传播途径是(　　)

A.消化道　B.输血和注射　C.一般接触

D.医学节肢动物叮咬传播　E.垂直传播

6.甲型肝炎病毒的主要传播途径是(　　)

A.呼吸道传播　B.消化道传播　C.血液接触

D.蚊虫叮咬　E.性接触

7.甲型肝炎病毒不能引起(　　)

A.隐性感染　B.急性感染　C.急性黄疸型肝炎

D.慢性肝炎　E.急性无黄疸型肝炎

8.属于缺陷病毒的是(　　)

A.HAV　B.HBV　C.HCV

D.HDV　E.HEV

9.HDV 复制必须有下列哪种病毒存在(　　)

A.HAV　B.HBV　C.HCV

D.HDV　E.HEV

10.乙肝病毒感染不引起(　　)

A.急性肝炎　B.慢性肝炎　C.重症肝炎

D.肝豆状核变性　E.肝细胞癌

11.关于 HAV 的致病性与免疫性,下述错误的是(　　)

A.粪-口途径传播

B.很少转化为慢性
C.病后粪便或血中可长期携带病毒
D.可引起散发或暴发流行
E.病后产生抗-HAV,对病毒再感染有保护作用

12.HBV 感染的主要标志是(　　)
A.血中测出 HBsAg　　B.血中测出抗-HBs　　C.血中测出 HBcAg
D.血中测出 HBeAg 和抗-HBs　　E.血中测出抗-HBe

13.以下哪项不是预防甲型肝炎的主要环节(　　)
A.加强卫生宣传教育　　B.加强卫生饮食管理　　C.管好粪便
D.保护水源　　E.防蚊灭蚊

14.Dane 颗粒是指(　　)
A.HAV 颗粒　　B.完整的 HBV 颗粒　　C.HBV 球形颗粒
D.HBV 管形颗粒　　E.狂犬病病毒包涵体

15.HBV 的核酸类型为(　　)
A.单正链 RNA　　B.单负链 RNA　　C.双链分节段 DNA
D.双链环状 DNA　　E.双链 RNA

16.与原发性肝癌相关的病毒是(　　)
A.HAV　　B.HBV　　C.HIV
D.EBV　　E.HSV-2

17.关于 HBV 的叙述下列哪项是正确的(　　)
A.核酸为双股线状 DNA
B.其 DNA 多聚酶无逆转录酶功能
C.血中测出 HBeAg 是体内 HBV 复制的指标之一
D.可用减毒活疫苗特异性预防
E.主要传播方式为粪-口途径

18.关于乙型肝炎病毒表面抗原,下列叙述哪项正确(　　)
A.有感染性,有抗原性,能产生保护性抗体
B.无感染性,有抗原性,能产生非保护性抗体
C.有感染性,有抗原性,能产生非保护性抗体
D.无感染性,有抗原性,能产生保护性抗体
E.有感染性,无抗原性,不产生任何抗体

19.下列病毒中,引起输血后肝炎最常见的是(　　)
A.HAV　　B.HBV　　C.HCV
D.HDV　　E.HEV

20.肝炎病毒的传播途径不包括(　　)
A.粪-口途径　　B.血液传播　　C.性接触传播
D.呼吸道传播　　E.垂直传播

21.关于丙型肝炎病毒和丁型肝炎病毒的描述,不正确的一项是(　　)
A.均为 RNA 型病毒

B.均需要依赖乙型肝炎病毒完成其病毒复制
C.均主要为输血注射途径传播
D.均可有慢性携带者
E.均可导致慢性肝炎、肝硬化

22.孕妇感染后病死率高的病毒是(　　)
A.HAV　　B.HBV　　C.HCV
D.HDV　　E.HEV

23.用于紧急预防乙型肝炎的生物制品是(　　)
A.乙型肝炎疫苗　　B.胎盘球蛋白　　C.丙种球蛋白
D.抗-HBs 人血清免疫球蛋白　　E.人血清蛋白

【A2 型题】

1.患者,女,15 岁。近 5 天来低热、乏力、纳差、恶心伴呕吐,近 3 天来黄疸日益加重,尿如浓茶,触诊肝在肋下 2.5cm 触及、质软,有触痛和叩击痛,血清检查:ALT 和 AST 均异常升高,血清胆红素 4mg/dL。其病因最可能是(　　)
A.疱疹病毒感染　　B.巨细胞病毒感染　　C.EB 病毒感染
D.肝细胞癌　　E.肝炎病毒感染

2.患者,男,40 岁。患乙型肝炎多年,近日病情加重,形成暴发性肝炎,试问该患者可能是合并哪种病毒的重叠感染(　　)
A.HAV　　B.HCV　　C.HDV
D.HEV　　E.CMV

【A3 型题】

患者,男,20 岁。喜食毛蚶,一周前突然发热,有畏寒,发热,全身乏力,食欲减退,厌油腻,肝区疼痛,尿色渐加深至浓茶状。近日巩膜和皮肤出现黄疸。检测血清中 HAV-IgM(+)。

1.此患者可诊断为(　　)
A.甲型肝炎　　B.乙型肝炎　　C.丙型肝炎
D.丁型肝炎　　E.戊型肝炎

2.此种疾病的病原体是(　　)
A.甲型肝炎病毒　　B.乙型肝炎病毒　　C.丙型肝炎病毒
D.丁型肝炎病毒　　E.戊型肝炎病毒

3.该菌的传播方式是(　　)
A.血液传播　　B.性传播　　C.呼吸道传播
D.粪-口途径传播　　E.垂直传播

【B 型题】

1~2 题共用备选答案
A.甲型肝炎病毒　　B.乙型肝炎病毒　　C.丙型肝炎病毒
D.丁型肝炎病毒　　E.戊型肝炎病毒

1.输血后肝炎最常见病原体(　　)

2.属于 DNA 病毒(　　)

3~6 题共用备选答案

A.HBsAg　　B.HBeAg　　C.HBcAg

D.抗-HBs　　E.抗-HBc

3.存在于 Dane 颗粒表面(　　)

4.血清中不易检测到(　　)

5.对机体具有保护性(　　)

6.提示病毒正在复制的是(　　)

二、判断题

(　　)1.HCV 是肠道感染病毒,而 HEV 是肠道内感染病毒。

(　　)2.除甲型、戊型肝炎病毒外,其他肝炎病毒都可通过血液传播。

(　　)3.乙型肝炎的病毒基因组为双链环状 DNA。

(　　)4.甲型肝炎病毒可以引起慢性肝炎。

三、名词解释

Dane 颗粒

四、简答题

1.简述五种肝炎病毒的传播途径。

2.简述 HBV 血清学主要抗原抗体标志物并说明其在疾病诊断中的意义。

第二十四章 逆转录病毒和其他病毒

一、选择题

【A1 型题】

1.艾滋病的病原体是(　　)

A.AIDS　　B.HIV　　C.HCV

D.SARS　　E.HAV

2.HIV 侵犯的细胞有(　　)

A.$CD4^+$T 淋巴细胞　　B.$CD8^-$T 淋巴细胞　　C.B 淋巴细胞

D.星形细胞　　E.NK 细胞

3.HIV 的传播方式不包括(　　)

A.性接触　　B.输血传播　　C.垂直传播

D.使用生物制品　　E.食具、餐具传播

4.狂犬病病毒的包涵体是一种(　　)

A.细胞核内嗜酸性包涵体　　B.细胞质内嗜碱性包涵体　　C.细胞核内嗜碱性包涵体

D.细胞质内嗜酸性包涵体　　E.细胞核或细胞质内嗜碱性包涵体

5.下列哪种病毒感染后可引起“恐水病”(　　)

A.乙脑病毒　　B.狂犬病病毒　　C.出血热病毒

D.黄病毒　　E.登革病毒

6.属于逆转录病毒的是(　　)

A.HIV　　B.EB 病毒　　C.乙型肝炎病毒

D.单纯疱疹病毒　　E.巨细胞病毒

7.被狂犬咬伤后,最正确的处理措施是(　　)

A.注射狂犬病毒免疫血清+抗病毒药物

B.注射大剂量丙种球蛋白+抗病毒药物

C.清创+抗生素

D.清创+接种疫苗+注射狂犬病毒免疫血清

E.清创+注射狂犬病毒免疫血清

8.与 HIV 感染特点不相符的是(　　)

A.潜伏期长　　B.可垂直传给胎儿　　C.免疫严重受损

D.性传播　　E.常因外源性感染而致死

9.流行性乙型脑炎病毒的传播途径是(　　)

A.跳蚤叮咬　　B.蜱叮咬　　C.三带喙库蚊叮咬

D.螨叮咬　　E.虱叮咬

10.水痘-带状疱疹病毒主要侵犯的细胞是(　　)

A.上皮细胞　　B.神经细胞　　C.白细胞

D.巨噬细胞　E.B 细胞

11.HIV 最易发生变异的部位是(　　)

A.核衣壳　B.衣壳　C.刺突蛋白

D.内膜　E.包膜

12.HIV 的结构蛋白中,哪种可刺激机体产生中和抗体(　　)

A.gp120　B.p19　C.p7

D.p14　E.p24

13.长期储存 HIV 的细胞是(　　)

A.B 细胞　B.T 细胞　C.单核-巨噬细胞

D.红细胞　E.NK 细胞

14.在 HIV 疫苗研制中,下列哪种成分最好(　　)

A.p24　B.gp120　C.gp41

D.p14　E.逆转录酶

15.HIV 具有介导病毒包膜与宿主细胞融合作用的蛋白是(　　)

A.gp120　B.gp41　C.p24

D.p7　E.p14

16.内基小体就是(　　)

A.狂犬病病毒包涵体　B.麻疹病毒包涵体　C.腺病毒包涵体

D.乙脑病毒包涵体　E.巨细胞病毒包涵体

17.下列哪种病毒可通过神经传播(　　)

A.巨细胞病毒　B.EB 病毒　C.HPV

D.HIV　E.狂犬病病毒

18.确诊咬人动物患有狂犬病的错误方法是(　　)

A.捕获咬人动物隔离观察

B.观察隔离的咬人动物 7~10 天,若不发病可排除

C.将观察期间发病动物杀死,作组织切片检查内基小体

D.将咬人动物立即杀死

E.将观察期间发病动物杀死,取脑海马回部位组织涂片查病毒

19.狂犬病病毒包涵体最易在哪种组织中检出(　　)

A.淋巴结　B.血液　C.海马回部位

D.外周神经组织　E.骨髓

【A2 型题】

1.男,29 岁。被确诊为 HIV 感染者,体形消瘦,器官衰竭,经常发生肺感染,造成免疫力低下,其机制主要是(　　)

A.神经胶质细胞减少

B.树突状细胞减少

C.吞噬细胞被破坏

D.中和抗体保护作用低

E.$CD4^+T$ 细胞大量被破坏

【B 型题】

1~3 题共用备选答案

A.甲型肝炎病毒　B.人类免疫缺陷病毒　C.水痘-带状疱疹病毒

D.乙型肝炎病毒　E.人类乳头瘤病毒

1.主要经消化道传播的是(　　)

2.可导致慢发病毒感染的是(　　)

3.可形成潜伏感染的是(　　)

4~5 题共用备选答案

A.唇疱疹　B.生殖器疱疹　C.Burkitt 淋巴瘤

D.水痘　E.巨细胞包涵体病

4. HSV-1 可引起(　　)

5. HSV-2 可引起(　　)

二、判断题

(　　)1.HIV 具有嗜细胞特性,主要感染 $CD4^{+}T$ 细胞和单核巨噬细胞系统。

(　　)2.流行性乙型脑膜炎病毒是流行性脑脊髓膜炎的病原体。

(　　)3.带状疱疹仅发生于有过水痘病史的人群,儿童多发。

(　　)4.HSV-1 可潜伏于三叉神经节和颈上神经节中。

三、名词解释

逆转录病毒

四、简答题

试述艾滋病的传染源和传播途径。

第三篇　人体寄生虫学

第二十五章　人体寄生虫概论

一、选择题

【A1 型题】

1.关于寄生虫感染途径,下列哪项是错误的(　　)

A.经口感染　B.经皮肤感染　C.经接触感染　D.经昆虫媒介感染　E.以上都不是

2.寄生虫的幼虫或无性生殖阶段寄生的宿主称为(　　)

A.终宿主　B.中间宿主　C.保虫宿主　D.隐性感染　E.带虫者

3.在人体,寄生虫能长期生存,但无临床表现,此人称为(　　)

A.急性患者　B.慢性患者　C.带虫者　D.健康者　E.亚急性期患者

4.人体寄生虫病传染源包括(　　)

A.患者和带虫者　B.医学节肢动物　C.所有野生动物　D.所有家畜　E.患者、带虫者、保虫宿主

5.可作为人兽共患寄生虫病传染来源的畜、兽称为寄生虫的(　　)

A.终宿主　B.中间宿主　C.保虫宿主　D.转续宿主　E.传播媒介

6.两种生物生活在一起,双方均受益的关系称为(　　)

A.共生　B.共栖　C.寄生　D.互利共生　E.中生

7.人因吃生鱼而感染肝吸虫,人是(　　)

A.终宿主　B.中间宿主　C.保虫宿主　D.转续宿主　E.宿主

8.寄生虫的成虫或有性生殖阶段寄生的宿主称为(　　)

A.终宿主　B.中间宿主　C.保虫宿主　D.转续宿主　E.宿主

9.影响寄生虫病流行的主要因素是(　　)

A.温度、湿度　B.土壤、土质　C.生物、自然、社会因素

D.社会制度、经济条件 E.光照、雨量

10.寄生虫的防治原则是(　　)

A.控制和消灭传染源 B.切断传播途径 C.保护易感人群

D.前三项 E.监控流动人口

11.机会性致病寄生虫是(　　)

A.偶然感染的寄生虫 B.感染非正常宿主的寄生虫 C.暂时寄生的寄生虫

D.免疫功能低下时致病的寄生虫 E.免疫功能正常时致病的寄生虫

12.下列哪种寄生虫病不是我国“五大寄生虫病”(　　)

A.疟疾 B.利什曼病 C.蛔虫病

D.钩虫病 E.日本血吸虫病

13.下列哪种生物是营互利共生(共栖)生活的(　　)

A.疥螨 B.弓形虫 C.人虱

D.结肠内阿米巴 E.自由生活阿米巴(棘阿米巴)

14.寄生虫对寄生生活最主要适应性的表现是(　　)

A.对气候的适应 B.对宿主体内环境的适应 C.体表结构功能的改变

D.生殖能力增强 E.对中间宿主适应性的加强

15.机会致病寄生虫是指(　　)

A.偶然致病的体外寄生虫

B.偶然机会引起疾病的寄生虫

C.在宿主免疫功能低下时致病的寄生虫

D.暂时性寄生人体的寄生虫

E.偶然致病的自由生活阿米巴

16.寄生虫病的流行环节是(　　)

A.传染源、中间宿主、传播媒介

B.传染源、传播途径、易感人群

C.自然因素、生物因素、社会因素

D.温度、湿度、地质

E.寄生虫的种类、数量、致病性

【B 型题】

1~3 题共用备选答案

A.双方均有害的生活

B.双方彼此受益的生活

C.一方受益,另一方不受益也不受害的生活

D.一方受益,另一方受害的生活

E.相互不影响的生活

1.共栖生活是指(　　)

2.互利共生生活是指(　　)

3.寄生生活是指(　　)

二、判断题

(　　)1.作为人体寄生虫病的传染源,只有寄生虫患者和带虫者。

(　　)2.寄生虫是一类营寄生的多细胞无脊椎低等动物和单细胞的原生生物。

(　　)3.寄生虫发育的任何阶段均能使人感染相应寄生虫病。

(　　)4.大多数寄生虫感染后,产生的免疫类型主要是消除性免疫。

三、名词解释

1.终宿主

2.中间宿主

3.寄生虫的生活史

4.感染阶段

四、简答题

简述寄生虫病的流行特点及其影响因素。

第二十六章 常见医学蠕虫

一、选择题

【A1 型题】

1.线虫幼虫在发育过程中最显著的特征是(　　)

A.都经自由生活阶段　B.都有蜕皮过程　C.幼虫只在宿主体内蜕皮

D.幼虫均需经宿主肺部移行　E.虫卵孵出的幼虫就有感染性

2.蛔虫性哮喘的免疫学反应是(　　)

A. Ⅰ型变态反应　B. Ⅱ型变态反应　C. Ⅲ型变态反应

D. Ⅳ型变态反应　E. 抑制抗体反应

3.蛔虫常用的实验诊断方法为(　　)

A.肛门拭子检查　B.碘液涂片法　C.粪便生理盐水涂片法

D.自然沉淀法　E.饱和盐水浮聚法

4.蛔虫生活史中需蜕皮 4 次,蜕皮发生的场所依次为(　　)

A.卵内,宿主的小肠、肺泡、小肠

B.卵内,宿主的肺泡、肺泡、小肠

C.卵内,宿主的小肠、肝、小肠

D.卵内,宿主的肝、肺泡、小肠

E.卵内,宿主的小肠、肺泡、肺泡

5.蛔虫卵卵壳外的蛋白质膜呈棕黄色是因为(　　)

A.自然颜色　B.被胆汁染的　C.被粪便染的

D.视觉错误　E.被胃液染的

6.蛔虫致病对人体危害最大的是(　　)

A.蛔虫性肺炎　B.掠夺营养　C.破坏肠黏膜

D.引起变态反应　E.引起的并发症

7.蛲虫卵的结构不包括(　　)

A.虫卵无色透明　B.一侧扁平,另一侧稍凸　C.卵壳较厚

D.内含一个卵细胞　E.内含幼虫

8.蛲虫的主要临床表现是(　　)

A.失眠　B.嗜睡　C.腹痛

D.腹泻　E.肛周皮肤瘙痒

9.主要通过“肛门-手-口”方式引起自身重复感染的寄生虫病是(　　)

A.蛔虫　B.钩虫　C.蛲虫

D.鞭虫　E.棘头虫

10.雄性钩虫的主要形态特征是(　　)

A.尾部尖直　B.尾端卷曲　C.口囊有 1 对钩齿

D.尾端有一对交配附器　　E.尾端膨大如伞状

11.十二指肠钩虫与美洲钩虫成虫鉴别的依据，下列错误的是（　　）

A.虫体弯曲形态　　B.虫体颜色　　C.口囊内钩齿形状

D.交合伞形态　　E.交合刺特征

12.钩虫成虫引起临床症状，下列错误的是（　　）

A.贫血　　B.异嗜症　　C.皮炎

D.腹痛　　E.腹泻

13.引起婴幼儿发生柏油便症状的线虫是（　　）

A.蛔虫　　B.蛲虫　　C.十二指肠钩虫

D.旋毛虫　　E.鞭虫

14.淡水螺类是人体吸虫的（　　）

A.第二中间宿主　　B.第一中间宿主　　C.保虫宿主

D.转续宿主　　E.终宿主

15.人体吸虫成虫具有（　　）

A.口、腹吸盘　　B.顶突和小钩　　C.口和肛门

D.睾丸一对　　E.微毛感受器

16.只需一个中间宿主即可完成生活史的吸虫是（　　）

A.华支睾吸虫　　B.卫氏并殖吸虫　　C.斯氏狸殖吸虫

D.布氏姜片吸虫　　E.日本血吸虫

17.卫氏并殖吸虫在感染期时为（　　）

A.囊蚴　　B.童虫　　C.囊蚴和童虫

D.尾蚴　　E.含囊尾蚴虫卵

18.生食喇蛄或石蟹可能会感染（　　）

A.卫氏并殖吸虫　　B.华支睾吸虫　　C.日本血吸虫

D.姜片虫　　E.肝片吸虫

19.卫氏并殖吸虫病常见的临床表现是（　　）

A.阻塞性黄疸　　B.肠功能紊乱　　C.过敏性皮炎

D.发冷、高热　　E.低热、咳嗽、胸痛、咳铁锈色痰

20.不能作为卫氏并殖吸虫的传染源的是（　　）

A.带虫者　　B.患者　　C.保虫宿主

D.转续宿主　　E.植物媒介

21.检测卫氏并殖吸虫病原体的主要方法是（　　）

A.痰液查童虫　　B.粪便查成虫　　C.痰液查虫卵

D.尿液查虫卵　　E.十二指肠引流液查虫卵

22.华支睾吸虫卵的特征是（　　）

A.椭圆形、似芝麻，前端有卵盖，后端有一小疣，卵内含毛蚴

B.椭圆形，卵盖不明显，卵内含卵细胞和卵黄细胞

C.宽椭圆形，卵盖明显，卵盖一端较宽，卵内含卵细胞和卵黄细胞

D.椭圆形，无盖，卵内含毛蚴

E.圆球形,卵壳薄,卵内含六钩蚴

23.华支睾吸虫的感染方式是(　　)

A.生食淡水螺类　　B.生食淡水鱼、虾　　C.饮生水

D.生食蔬菜　　E.生食荸荠

24.人体感染日本血吸虫的主要方式是(　　)

A.生食淡水鱼虾　　B.喝生水　　C.生食水生植物

D.身体皮肤接触疫水　　E.生食喇蛄或石蟹

25.日本血吸虫的主要致病阶段是(　　)

A.尾蚴　　B.虫卵　　C.童虫

D.胞蚴　　E.毛蚴

26.日本血吸虫虫卵在人体最常见的沉积部位是(　　)

A.脾、肾　　B.脑、肾　　C.肺、皮肤

D.肝、结肠壁　　E.脑、肺

27.猪带绦虫病确诊的依据是(　　)

A.粪便内查到带绦虫卵　　B.粪便中发现孕节　　C.皮下触及囊虫结节

D.患者血清中查见绦虫抗体　　E.肛门拭子法查见虫卵

28.人体猪带绦虫病的感染途径和感染阶段为(　　)

A.经口食入猪囊尾蚴　　B.经皮肤感染猪囊虫　　C.经口食入猪肉绦虫虫卵

D.经胎盘感染六钩蚴　　E.经口食入牛带绦虫卵

29.猪肉绦虫对人体的危害是(　　)

A.小钩和吸盘对肠壁的刺激

B.成虫吸收大量的营养物质

C.虫体代谢产物对宿主的毒害

D.六钩蚴穿过组织时的破坏作用

E.囊尾蚴寄生在组织器官因机械压迫或化学刺激所造成

30.牛带绦虫头节形态特点是(　　)

A.吸盘4个及小钩2圈　　B.吸盘4个及小钩1圈　　C.吸盘4个及无小钩

D.小钩2圈,吸盘2个　　E.吸盘2个及小钩2圈

31.牛带绦虫孕节每天通常以哪种方式或数量排出体外(　　)

A.常单独或2~3节随粪排出

B.5~6节相连从链体脱落

C.每天可排出6~12节,最多40节,常逐节脱离链体

D.通常以每天20节相连从虫体末端脱落

E.孕节在宿主肠内受压迫,破碎后排出虫卵

32.细粒棘球绦虫的原头蚴在终宿主体内可发育为(　　)

A.生发囊　　B.子囊　　C.新的棘球蚴

D.孙囊　　E.成虫

33.棘球蚴病的确诊依据下列哪项检查(　　)

A.CT准确地检测出各种病例影像

B.血清学检查强阳性
C.询问病史，了解患者来自流行区与否
D.X 线或 B 超
E.手术取出棘球蚴或检测出棘球蚴碎片
34.细粒棘球绦虫的终宿主为(　　)
A.羊、牛等食草动物类　　B.骆驼、鹿等偶蹄类　　C.马、袋鼠等动物
D.灵长类或人　　E.犬、狼和豺等食肉类

二、判断题

(　　)1.通过肛门–手–口途径可感染蛔虫和蛲虫。
(　　)2.吸虫的虫卵都有卵盖，卵内含毛蚴或卵细胞及卵黄细胞。

三、名词解释

世代交替

四、简答题

1.蛔虫常见的并发症有哪些？

2.钩虫病患者贫血的主要原因是什么？

3.列表比较蛔虫、钩虫、蛲虫、鞭虫的感染阶段、感染方式及寄生部位。

4.生食或半生食淡水鱼、虾、溪蟹、蝲蛄可能感染哪些寄生虫？它们主要寄生于人体的哪些部位？

第二十七章 常见医学原虫

一、选择题

【A1 型题】

1.以下哪项对于防治滴虫性阴道炎是无效的( )

A.注意饮食卫生　B.不用公共的游泳衣裤、浴具等　C.口服灭滴灵

D.1∶5000 高锰酸钾冲洗阴道　E.注意经期卫生

2.寄生于泌尿生殖系统内的原虫是( )

A.溶组织内阿米巴　B.阴道毛滴虫　C.蓝氏贾第鞭毛虫

D.疟原虫　E.隐孢子虫

3.以下哪项寄生虫感染后可引起胎儿畸形( )

A.痢疾阿米巴　B.蓝氏贾第虫　C.疟原虫

D.弓形虫　E.隐孢子虫

4.溶组织内阿米巴的致病阶段是( )

A.大滋养体　B.小滋养体　C.双核包囊

D.四核包囊　E.单核包囊

5.下列寄生虫中,哪种由蚊传播( )

A.溶组织内阿米巴　B.阴道毛滴虫　C.蓝氏贾第鞭毛虫

D.疟原虫　E.隐孢子虫

6.溶组织内阿米巴大滋养体和小滋养体的主要区别是( )

A.体积大小　B.内外质分界　C.是否含有红细胞

D.核的数目　E.核的形态

7.疟原虫的感染阶段是( )

A.小滋养体　B.配子体　C.裂殖体

D.子孢子　E.大滋养体

8.溶组织内阿米巴在人体内的两个生活史时期是指( )

A.合子、卵囊　B.大、小配子体　C.滋养体与包囊

D.滋养体、配子体　E.裂殖体与包囊

9.蓝氏贾第鞭毛虫主要寄生于宿主的( )

A.胆囊　B.十二指肠　C.结肠

D.回盲部　E.胰腺

10.贾第虫病的主要临床症状是( )

A.贫血　B.脓血便　C.高热

D.黄疸　E.急、慢性腹泻

11.蓝氏贾第鞭毛虫的感染阶段是( )

A.大滋养体　B.八核包囊　C.小滋养体

D.成熟四核包囊　E.无鞭毛体

12.阴道毛滴虫生长繁殖的适宜的 pH 是(　　)

A.3.8~4.4　B.<3.8　C.7.0 左右

D.<4.4　E.>7.0

13.阴道毛滴虫寄生部位最常见于(　　)

A.女性消化道　B.女性阴道后穹窿　C.男性生殖道

D.女性泌尿道　E.男性尿道

14.阴道毛滴虫的传播途径是(　　)

A.血液传播　B.经水传播　C.经食物传播

D.直接和间接传播　E.昆虫叮咬

15.阴道毛滴虫干扰阴道“自净作用”的机制是(　　)

A.原虫侵入阴道上皮

B.原虫溶解阴道上皮

C.妨碍乳酸杆菌的糖原酵解作用

D.增强乳酸杆菌糖原酵解作用

E.机械性刺激和化学毒素作用

16.人体弓形虫病的临床表现类型多为(　　)

A.隐性感染　B.急性感染　C.进行性感染

D.弓形虫脑病　E.胎内畸形

17.患者居住在无疟区,1 个月前因输血而感染间日疟原虫,表现典型间日疟症状,治疗宜服用(　　)

A.氯喹　B.伯氨喹啉　C.氯喹+伯氨喹啉

D.乙胺嘧啶　E.伯氨喹啉+青蒿素

18.疟疾的主要传染源为(　　)

A.体内有裂殖体的现症患者和带虫者

B.体内有环状体的现症患者和带虫者

C.体内有子孢子的现症患者和带虫者

D.体内有滋养体的现症患者和带虫者

E.体内有配子体的现症患者和带虫者

19.疟疾患者红细胞受破坏或溶解,除了由于寄生的疟原虫成熟裂殖体引起红细胞破坏外,还可由(　　)

A.肾脏病变引起　B.血小板减少引起　C.免疫病理变化引起

D.骨髓造血功能亢进引起　E.巨噬细胞增生引起

【A3 型题】

患者,男性,30 岁。因 2 周来腹痛、大便次数多而住院。实验室检查:粪便呈褐色果酱状,有特殊腥臭味,可见阿米巴原虫。确诊为阿米巴痢疾。

1.确诊本病的主要依据是发现粪便中有(　　)

A.单核包囊　B.双核包囊　C.四核包囊

D.大滋养体　E.小滋养体

2.患者是因误食什么而感染的(　　)

A.结肠阿米巴滋养体　B.结肠阿米巴包囊　C.溶组织内阿米巴包囊

D.溶组织内阿米巴大滋养体　E.溶组织内阿米巴包囊

二、判断题

(　　)1.疟原虫是以人和蚊子为宿主,并以蚊子为传播媒介的原虫。

(　　)2.滋养体是阴道毛滴虫的感染阶段。

三、名词解释

疟疾的再燃

四、简答题

阿米巴痢疾的主要传染源来自哪类人群?感染人体后能损害哪些器官、最常见的侵袭部位是什么?

第四篇 实验指导

实训一 玻片凝集试验

【实验目的】

1.了解凝集反应试验的原理、基本类型及其用途。

2.熟悉玻片凝集试验的实验方法和结果分析。

【实验原理】

玻片凝集试验(slide agglutination)是将已知的抗体直接与未知的颗粒性抗原物质(如细菌、立克次体、钩端螺旋体等)混合,在适当电解质存在的条件下,如两者对应便发生特异性结合而形成肉眼可见的凝集物,即为阳性,如两者不对应便无凝集物出现,即为阴性。此法属于定性试验,主要用于检测抗原,如 ABO 血型鉴定、细菌鉴定和分型等。

【实验材料】

1.试剂:伤寒杆菌、大肠埃希菌 18~24 小时琼脂斜面培养物、1∶10 稀释伤寒杆菌诊断血清、待测血清、生理盐水。

2.器材:洁净载玻片、巴氏吸管、乳胶皮头、接种环、酒精灯、特种铅笔(或记号笔)等。

【实验步骤】

1.取载玻片一张(平置在实验台上),用特种铅笔或记号笔划分为 3 格,并标明 1、2、3。

2.取巴氏吸管一支,套上乳胶皮头后,吸取 1∶10 稀释的伤寒杆菌诊断血清 1~2 滴于第 1、2 格内,另取巴氏吸管一支,吸取生理盐水 1~2 滴于第 3 格内。

3.将接种环在酒精灯火焰上烧灼灭菌,冷却后取少许伤寒杆菌培养物与第 1、3 格内的诊断血清、生理盐水混合并涂抹成均匀混悬液。然后用同样方法取少许大肠埃希菌培养物与第 2 格内的诊断血清混合并涂抹成均匀混悬液。静置数分钟后观察结果。

【结果分析】

如上述混悬液由均匀混浊状变为澄清透明,并出现大小不等的乳白色凝集块者即为阳性(+);如混合液仍呈均匀混浊状则为阴性(-)。如肉眼观察不够清楚,可将玻片置于显微镜下用低倍镜观察。

本次实验结果第 1 格内应出现大小不等的乳白色凝集物(阳性),第 2、3 格内无凝集物,混合液仍呈均匀混浊状(阴性)。

【注意事项】

1.伤寒杆菌为肠道致病菌,在实验中务必严格无菌操作,遵守实验规则,用后的载玻片应立即投入指定的容器中,接种环必须做灭菌处理。

2.取细菌培养物时，不宜过多，与诊断血清混合涂抹时，必须将细菌涂散、涂均匀，但不宜涂得太宽，以免很快干涸而影响结果观察。

【思考题】

什么是直接凝集试验，其临床应用如何？

实训二　单向琼脂扩散试验

【实验目的】

掌握琼脂单向扩散试验的基本原理、方法、结果分析及临床用途。

【实验原理】

单向扩散是定量试验，通常以已知抗体测定未知抗原。试验中首先将一定的抗血清（抗体）混合于琼脂内，制成含抗体的琼脂板，再于琼脂板上打孔，将一定量的抗原加入孔中，抗原向孔四周扩散，与相应的抗体结合，在抗原抗体比例合适处形成白色沉淀环，沉淀环的直径大小与抗原的浓度呈正比。以不同浓度的抗原与固定浓度的抗血清反应测得沉淀环的直径作为纵坐标，以抗原浓度作为横坐标，绘制标准曲线，测量待检抗原的沉淀环直径，即可从标准曲线中求得其含量。该实验主要用于检测标本中的各种抗体含量和血清中补体成分的含量。

【实验材料】

1.试剂：1.5%盐水琼脂，人体 IgG、IgA、IgM 抗血清，标准参考血清，待测血清。

2.器材：恒温水浴锅、温箱、三角烧杯、吸管、琼脂板（塑料）、微量加样器、打孔器（直径 3 mm）、坐标纸、标尺、铅笔、电泳仪、聚苯乙烯塑料条、注射器及针头等。

【实验步骤】

1.参考血清的稀释：取冻干抗体参考血清一支，加入 0.5 mL 蒸馏水溶解，用 0.01 mol/L pH 7.2~7.4 PBS 倍比稀释成 1∶10~1∶160 五种浓度。

2.免疫琼脂板制备：将适宜浓度的人抗体抗血清与预先融化好的 1.5%盐水琼脂在 56℃ 水浴中混匀，每板内灌注 3.3mL，制成琼脂板（IgG、IgA、IgM 抗体），并做好标记。然后用 3 mm 的打孔器在琼脂板上打孔，孔距 1~1.5 cm。孔内琼脂用注射器针头挑出。

3.加样：用微量移液器取10 μL各种不同浓度的参考血清准确加入免疫琼脂板的孔内，每一浓度均加 2 个孔，然后用上述加样方法，取10 μL适宜稀释度的待测血清，加入免疫琼脂板的孔内。

4.反应：将加样的琼脂板置水平湿盘内，于 37℃ 温箱反应 24~48 小时后，取出琼脂板，用标尺测其沉淀环直径并记录。

5.标准曲线的绘制：以各浓度标准抗原的沉淀环直径为纵坐标，相应孔中 Ig 浓度含量为横坐标，在坐标纸上绘制标准曲线（图 4-1）。

6.待测标本 IgG、IgA、IgM 含量的计算：以待测标本的沉淀环直径查标准曲线，将查得的 Ig 含量乘其稀释倍数，即得该标本的抗体含量。

7.几种试剂的配制。

（1）1.5%琼脂的配制：取 1.5 g 琼脂，用含 0.01%柳硫汞的生理盐水 100 mL 溶解，加热使之呈液体状。

（2）0.01 mol/L pH 7.2 PBS 的配制：先配制 0.2 mol/L Na_2HPO_4 及 NaH_2PO_4 溶液，取 72 mL 0.2 mol/L Na_2HPO_4 与 28 mL 0.2 mol/L NaH_2PO_4 混合，然后用 0.85%NaCl 溶液稀释 20 倍即成。

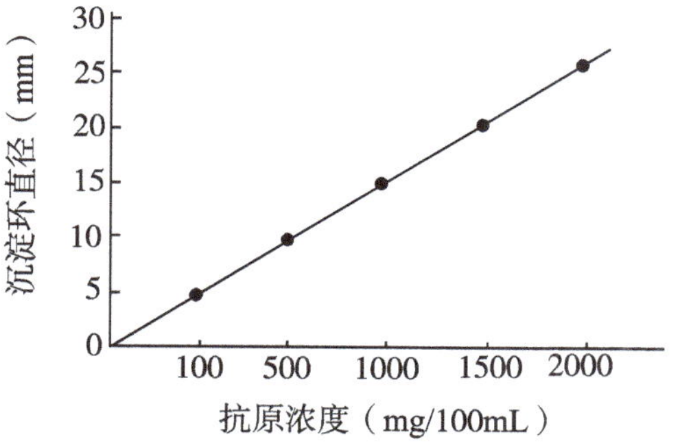

图 4-1 琼脂单向扩散试验的标准曲线图

【结果分析】

测量各份标本的沉淀环直径并记录结果，然后用标准曲线测出每份标本所含 IgG 的单位/mL，并换算为 mg/mL。将全班实验结果做出统计及均值，并写出较完整的实验报告。

【注意事项】

1.制备琼脂板时温度不宜过高使抗体变性失活，亦不宜太低，以免使琼脂凝固不匀。

2.沉淀环的直径均以 mm 为测量单位。

【思考题】

为何单向琼脂扩散试验，需要每一批次均做标准曲线？

实训三　双向琼脂扩散试验

【实验目的】

掌握琼脂双向扩散试验基本原理、方法、结果分析及临床用途。

【实验原理】

双向扩散为定性试验。将可溶性抗原与相应抗体分别加入琼脂板上相对应的孔内，两者相互扩散，在比例适宜处形成沉淀线。如抗原与抗体无关，则不形成沉淀线。此实验用来检测抗原或抗体的纯度，亦可用已知的抗原（抗体）来测未知的抗体（抗原）。临床上常用于检测甲胎蛋白（AFP），作为原发性肝癌等的辅助诊断。

【实验材料】

1.试剂：AFP 免疫血清、脐带血清、待测血清、1%琼脂糖、0.5 mol/L pH 8.6 巴比妥缓冲液。

2.器材：恒温水浴锅、温箱、三角烧杯、吸管、琼脂板（塑料）、微量加样器、打孔器（直径 3 mm）、坐标纸、标尺、铅笔、电泳仪、聚苯乙烯塑料条、微量加样器及加样器吸头等。

【实验步骤】

1.琼脂反应板的制备：取融化好的 1%盐水琼脂 3.3 mL，置于琼脂板内，待冷即制成琼脂反应板。

2.打孔：用打孔器在琼脂板上打孔，孔距 6 mm，呈梅花形排列，即中间 1 个孔，周围 6 个孔，将孔内琼脂用注射器针头挑出。

3.加样：用微量移液器取10 μL AFP 免疫血清准确加入中央孔内，上下孔各加10 μL脐带血清作为阳性对照。其余孔加等量的待测血清。

4.反应：将加好样的琼脂板置水平湿盘内，于 37℃ 温箱反应 24 小时。

【结果分析】

待测标本如出现沉淀线，且与阳性对照的沉淀线吻合，则为阳性反应。如无沉淀线出现或是与阳性对照沉淀线交叉的沉淀线，则为阴性（图 4-2）。

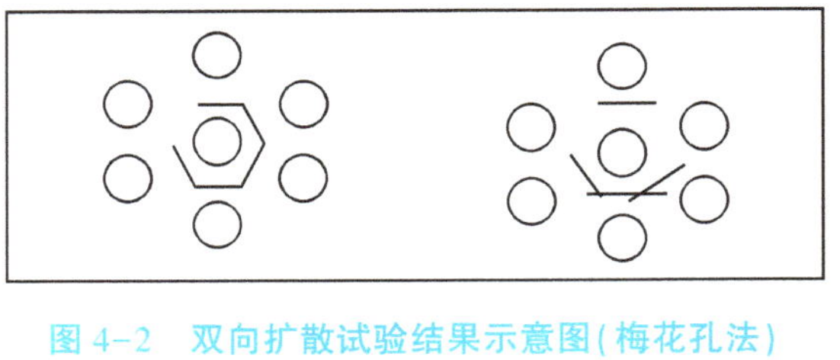

图 4-2　双向扩散试验结果示意图（梅花孔法）

【注意事项】

1.加样时，注意不要将琼脂划破，以免影响沉淀线的形状。

2.反应时间要适宜。时间过长，沉淀线可解离至假阴性；时间过短，则沉淀线不出现。

3.加样时抗体、阳性血清及待测血清应更换加样器吸头，以免混淆，影响实验结果。

【思考题】

双向琼脂扩散试验的主要应用有哪些？

实训四 酶联免疫吸附试验

【实验目的】

掌握酶联免疫吸附试验的基本原理和临床意义，了解其实验操作技术。

【实验原理】

酶联免疫吸附试验（ELISA）是将抗体（抗原）包被在固相表面后，按不同的步骤加入待测抗原（抗体）和酶标抗体（抗原），充分反应后用洗涤的方法，使固相上形成的抗原抗体复合物与其他物质分离，洗去游离的酶标抗体（抗原），最后加入底物，根据酶对底物催化的显色反应程度，而对标本中的抗原（抗体）进行定性或定量。

ELISA 的技术类型有多种，常用的有间接法、夹心法和竞争法等，本次实验介绍间接法。将抗原结合到固相载体上，当加入阳性标本后，相应抗体将结合到固相抗原上，利用酶标记的抗体可检测出标本中与固相抗原结合的抗体。

【实验材料】

1.抗原与抗体：伤寒诊断菌液、待测血清、阳性对照血清、阴性对照血清、酶标抗人 IgG 抗体。

2.试剂：包被稀释液、样本稀释液、辣根过氧化物酶底物液（TMB-过氧化氢尿素液）、终止液。

3.仪器：酶标板、吸水纸、移液器等。

【实验步骤】

1.包被抗原：将抗原用包被稀释液做 1：20 稀释，加入酶标板加入100 μL，置 37℃ 作用 4 小时或 4℃ 作用 24 小时。

2.洗涤：弃去孔中液体，用洗涤液洗 3 次，每次 1 分钟。于吸水纸上拍打、吸干水分，4℃ 储存备用。

3.加入待测样本：用样本稀释液对待测样本进行适当稀释，将稀释好的样本加入酶标板反应孔中，每孔 100 μL，置于 37℃ 作用 30 分钟。注意应做阴性对照和阳性对照，并做复孔检测。弃去孔中液体，用洗涤液洗 3 次，每次 1 分钟。于吸水纸上充分吸干水分。

4.加入酶标抗体用样本稀释液对酶标抗体进行适当稀释（根据酶标抗体说明书提供的参考工作稀释度进行预试，确定稀释倍数），将稀释好的酶标抗体加入反应孔中，每孔100 μL，置于 37℃ 作用 30 分钟。洗涤：同第 2 步。

5.加入底物显色：每孔加辣根过氧化物酶底物液100 μL，置 37℃ 避光显色 10~20 分钟。

6.终止反应：当阳性对照出现明显颜色变化或阴性对照稍有颜色变化时，每孔加入终止液50 μL终止反应，于 20 分钟内测定实验结果。

【结果分析】

1.肉眼判定：明显显色者为阳性，不显色者为阴性。

2.酶标仪判定：采用反应底物的最大吸收波长测定 OD 值，本实验反应底物为 TMB，最大吸收波长为 450 nm，因此应测定 OD450 值。

【注意事项】

1.加样本稀释液必须使用微量移液器；加入样本后必须混合均匀。

2.严格控制反应时间,洗板时严格按操作规程进行,每一操作间隔不超过 10 分钟。

【思考题】

ELISA 法用于检测抗原和检测抗体的类型各有哪些?其临床应用如何?

实训五 斑点免疫层析试验

【实验目的】

掌握斑点免疫层析技术基本原理及操作步骤,了解其应用范围。

【实验原理】

斑点免疫层析试验(DICA),又称免疫层析试验,简称“一步金法”。试验所用试剂全部为干试剂,多个试剂被结合在约6 mm×70 mm的塑料板条上,试剂条两端附有吸水材料,成为单一试剂条,本次实验以双抗体夹心法测定尿HCG为例。抗HCG免疫金复合物干片粘贴在近下端,抗HCG单克隆抗体和抗小鼠IgG抗体分别固化于硝酸纤维素膜(NC)的测试区和质控参照区。当试纸条下端浸入液体标本中,下端吸水材料即吸取液体向上端移动,流经干片时,使免疫金复合物复溶,并带动其向膜条渗移。若标本中有HCG,可与抗HCG免疫金复合物结合。此抗原抗体复合物流至测试区时即被固相抗体所获,在膜上显出红色反应线条。

【实验材料】

1.标本:孕妇尿。

2.早早孕妊娠诊断试剂条片,有商品供应。

3.尿液收集杯等。

【实验步骤】

将试剂条下端标志部插入尿液中10秒左右,取出后放平,置室温下3分钟,目测观察结果。

【结果分析】

若出现两条紫红色线为HCG阳性(妊娠),若只出现质控参照线显示紫红色为阴性(未妊娠)。

【注意事项】

1.尿液采集时注意生物安全操作。

2.试纸条浸入尿液标本时不要超过液面标识线。

【思考题】

当标本待测物浓度过高时,为何会出现检测线可能不出现或极浅淡?

实训六　细菌分离培养

【实验目的】

1.学习和初步掌握细菌分离和培养的各种基本技术。

2.进一步熟悉和掌握无菌操作技术。

3.观察细菌在培养基中的各种生长现象。

4.认识菌落，并了解其在分离培养中的意义。

【实验原理】

细菌的分离培养法是指将临床材料接种于适当的培养基上进行培养，分离获取纯种细菌的方法。传统细菌学的研究是建立在纯种细菌的基础上，在得到纯种细菌培养产物及菌落后，可以对细菌的形态结构、生理生化性质等方面进行进一步的研究，从而确定细菌的分类学地位、生物学特性、致病性及免疫性。

【实验材料】

1.菌种：大肠埃希菌、金黄色葡萄球菌。

2.培养基：固体平板培养基、固体斜面培养基、液体培养基、半固体培养基、培养皿。

3.其他：接种环（接种针）、酒精灯、记号笔、试管架、培养箱。

【实验步骤】

（一）平板划线接种法

右手以持笔式握住接种环，在酒精灯火焰上烧灼灭菌；手持灭菌的接种环（冷却数秒），取少量菌种。右手将取菌的接种环在平板培养基表面的一角来回划线涂布，密而不重叠，使接种环与培养基形成 30°~40°角，作为原始区，约占平板总面积的 1/5。使接种环再次灭菌，待冷却后，自原始区引出 2~3 条线，开始划一区（占剩余平皿面积的 1/4）。取出接种环，左手关上皿盖，将平板转动 90°，右手将接种环灭菌，在平板边缘冷却后，再按以上方法以一区划线的菌体为菌源，由一区向二区做第 2 次平行划线。第 2 次划线完毕，同时再把平皿转动约 90°，接种环灭菌，再按以上方法以二区划线的菌体为菌源，由二区向三区做第 3 次平行划线。划线完毕，关上皿盖，将接种环灭菌放回试管架。平板底部做好标记，放入 37℃温箱培养 18~24 小时后观察结果。

（二）斜面培养基接种法

接种环灭菌，冷却后挑取少许菌苔。左手持斜面培养基，右手小指和环指拔掉试管塞，将试管口灭菌。然后将接种环伸入斜面培养基，在斜面底部向上划一直线，然后由底向上做曲线划线，直至斜面顶部，接种完毕，试管口灭菌，塞上试管塞，接种环灭菌放回试管架。在试管上做好标记，放入 37℃温箱培养18~24小时后观察结果。

（三）液体培养基接种法

接种环灭菌，冷却后挑取少许菌苔。左手持液体培养基，右手小指和环指拔掉试管塞，将试管口灭菌。试管稍倾斜，将接种环伸入液体培养基，在接近液面的管壁上轻轻研磨，然后蘸取少许液体调和，使菌液混合于培养基中。接种完毕后，试管口灭菌，塞上试管塞，接种环灭菌放回试管架。竖直试管，轻轻摇动混匀。在试管上做好标记，放入 37℃温箱培养 18~24 小时后观察结果。

（四）半固体培养基接种法

接种针灭菌，冷却后挑取少许菌苔。左手持半固体培养基，右手小指和环指拔掉试管塞，将试管口灭菌。将接种针垂直穿刺至近管底部，但不要穿透，然后沿原穿刺线将针拔出。接种完毕后，试管口灭菌，塞上试管塞，接种针灭菌放回试管架。在试管上做好标记，放入37℃温箱培养18～24小时后观察结果。

【结果分析】

1.平板划线接种法：第三区出现单个菌落。

2.斜面培养基接种法：在划线部位出现菌苔。

3.液体培养基接种法：液体均匀混浊。

4.半固体培养基接种法：有鞭毛菌，沿接种线向四周扩散生长；无鞭毛菌，沿接种线生长。

【注意事项】

1.细菌接种时必须严格执行无菌操作。

2.接种环在酒精灯上灼烧后，取菌前应接触培养基没有菌的地方1～2次，待接种环冷却后方可取菌。

3.平板划线要尽量做到密、直、匀，接种环与平板表面的角度要尽量小，以免划破培养基。

4.穿刺培养基时，要垂直于培养基表面直线穿刺至距离管底培养基高度1/3处，沿原路线退出，不能抖动，以免影响结果判断。

【思考题】

1.平板划线接种的目的是什么？什么是纯培养？

2.液体培养基的用途有哪些？

3.半固体培养基的用途有哪些？

实训七　细菌的分布

【实验目的】

1.证明在自然界和正常人体均有许多细菌存在。

2.理解消毒、灭菌及无菌操作的重要意义。

【实验原理】

细菌广泛存在于自然界及正常人体的开放部位，传统的细菌检测方法是细菌人工培养法，通过人工制备的培养基使细菌在其培养基上进行生长繁殖，进而得到其菌落。通过菌落可以观察细菌菌落的多少及菌落的形态结构，进而判断细菌在自然界及正常人体开放部位的分布状态，用此来确定细菌与人体健康之间的关系。

【实验材料】

1.培养基：普通琼脂平板、血琼脂平板。

2.2%碘酒棉球、记号笔、灭菌咽拭子。

【实验步骤】

（一）空气中细菌检查

取普通琼脂平板一块，在平皿底部做好标记，打开皿盖，暴露于空气中 10 分钟，然后把皿盖盖好。将平板放入 37℃ 温箱内培养 18~24 小时后观察有无细菌生长。

（二）咽部细菌培养

用记号笔在血平板底部标记，并分区。用灭菌咽拭子，蘸取正常人咽部标本，涂于分区内弯曲划线。将血平板放入 37℃ 温箱内培养 24 小时后观察。

（三）皮肤消毒试验

用记号笔在普通琼脂平板底部标记。将一手指轻轻在培养基表面的一半进行按压。用碘酒棉球消毒另一手指，将该指按压于培养基的另一半，盖上皿盖。将平板置 37℃ 温箱内培养 24 小时后观察。

【结果分析】

1.空气中细菌检查：用于空气中细菌检查的培养基上有细菌生成。

2.咽部细菌培养：用于咽部细菌培养的血平板上有细菌生成。

3.皮肤消毒试验：消毒手指按压的区域在培养基上没有细菌生成，未消毒的手指按压区域有细菌生成。

【注意事项】

1.培养皿应按组别进行标记。

2.咽部标本采集时，注意操作要领，避免损伤咽喉黏膜。

【思考题】

1.在微生物实验中，为什么要进行无菌操作？

2.咽部细菌培养为什么要用血琼脂平板？

实训八 革兰染色法

【实验目的】

1.掌握细菌涂片标本的制备。

2.掌握革兰染色法的原理及操作技术。

【实验原理】

革兰染色法是最常见的细菌染色法之一。该法是1884年由丹麦病理学家Hans Christian Gram创立的。此法可将细菌分为革兰阳性(G^+)菌和革兰阴性(G^-)菌。革兰染色的原理尚未完全阐明,目前主要有以下3种学说。

(一)渗透学说

革兰阳性菌细胞壁主要由肽聚糖形成的致密网状结构组成,壁厚,类脂含量低,交联度高,用乙醇处理后,发生脱水作用,肽聚糖层孔径缩小,透性降低,从而使结晶紫-碘复合物不易被洗脱而保留在细胞内,故细菌仍保留初染时的紫色。革兰阴性菌肽聚糖层较薄,交联度低,含较多类脂质,故用乙醇处理后,类脂质被溶解,细胞壁孔径变大,通透性增加,使初染的结晶紫和碘的复合物易于渗出,细胞被脱色,经稀释的复红复染后呈红色。

(二)等电点学说

革兰阳性菌的等电点在pH 2~3,比革兰阴性菌(pH 4~5)低,pH相同时,革兰阳性菌带负电荷比革兰阴性菌多,易与带正电荷碱性染色剂(结晶紫)发生牢固结合。

(三)化学学说

革兰阳性菌含有核糖核酸镁盐,可与结晶紫-碘复合物结合而不易脱色;革兰阴性菌缺乏核糖核酸镁盐,故对碘与结晶紫结合物摄取少,且不牢固,易被乙醇脱色。

【实验材料】

1.菌种:咽部细菌的培养物。

2.革兰染液:结晶紫染液、卢戈碘液、95%乙醇、稀释复红溶液。

3.其他:生理盐水、载玻片、接种环、酒精灯、滤纸。

【实验步骤】

1.制备细菌涂片标本

(1)涂片:取一张清洁玻片,做好标记。用灭菌接种环取1~2环生理盐水置于载玻片的中央。再将接种环灭菌后,从琼脂平板培养物上取少量咽部细菌,与生理盐水混合并涂成0.5~1 cm大小菌膜。接种环用火焰灭菌后放回原处。

(2)干燥:涂好的菌膜在室温下自然干燥。必要时可将涂膜向上,将玻片远离火焰烤干,但切勿靠近火焰,以免涂膜烤焦,细菌变性,染色后难以观察。

(3)固定:涂片干燥后,手持涂片的一端,菌膜朝上将涂片在火焰最热部分迅速通过3次。固定的目的是杀死细菌,并使菌体牢固黏附于玻片上,以免在染色过程中被水冲洗掉,而且固定后细菌蛋白质变性易被着色。固定完毕待冷却后再进行染色。

2.革兰染色

(1)初染:滴加结晶紫覆盖菌膜,染 1 分钟,用水缓缓冲洗。

(2)媒染:滴加卢戈碘液数滴,染 1 分钟,用水缓缓冲洗。

(3)脱色:滴加 95%酒精数滴,轻轻晃动玻片约 30 秒,立刻用水冲洗。

(4)复染:滴加稀释的复红,染 1 分钟,用水缓缓冲洗,用滤纸吸干玻片上的水分。

3.镜检:用显微镜油镜观察染色结果。

【结果分析】

1.G^+:镜下颜色为紫色。

2.G^-:镜下颜色为红色。

【注意事项】

1.革兰染色涂片时菌量要适当,菌膜不宜涂得太厚。

2.火焰固定时,既要杀伤细菌,又不能破坏细菌原有形态。

3.掌握好脱色时间,脱色时间过长或过短都会造成染色结果改变。

【思考题】

1.革兰染色的原理是什么?

2.如果脱色时间过长,染色结果会怎样?如果脱色时间过短,染色结果会怎样?

实训九 显微镜油镜的使用和维护

【实验目的】

学会显微镜油镜的使用和维护。

【实验原理】

使用油镜时，需要在标本上加香柏油，其原理是：由于油镜的透镜很小，光线自标本片透过进入空气中时，因介质密度不同，有些光线因折射不能进入透镜，这样射入透镜的光线较少，物像显现不清楚；若在标本片和油镜之间加与玻璃光率（$n=1.520$）相仿的香柏油（$n=1.515$），避免了光线的全反射，进入油镜的光线就宽一些，视野的亮度相对增强了一些，同时也增大了孔径数，提高了分辨率。

【实验材料】

显微镜、香柏油、擦镜纸、二甲苯等。

【实验步骤】

（一）油镜头的识别

油镜头是普通光学显微镜上放大倍数最高的物镜头。镜头上标有“100×”；镜头前端有白圈，白圈上缘刻有“Oil”标记，其孔径较其他物镜略小。

（二）油镜头使用方法

1.对光：显微镜平放于实验台上，将集光器升至最高，光圈全部打开，同时将反光镜的光对准集光器。

2.滴油：将细菌标本片固定在载物台上，使菌膜处于集光器中央位置，滴加香柏油于标本片上，并将油镜头正对于油滴。

3.调焦：眼睛从显微镜侧面注视油镜头，同时调节粗螺旋移动镜头，使油镜头浸于香柏油内，此时镜头几乎与标本接触。然后眼睛移到目镜处观察标本物象。此时应边观察边调整细螺旋，直到物象清晰为准。如未能找到物象，应重复上述操作。

4.选视野：进行标本观察时，双眼应同时睁开。调换镜下视野要遵循先由左向右，再由右向左，先由上至下，再由下至上按顺序观察的原则，避免疏漏。

5.清理：显微镜使用完毕，应将目镜上移，物镜转成“八”字形。先用擦镜纸擦去镜头上的香柏油，再用擦镜纸蘸少许二甲苯，擦去镜头上残留的油渍，最后再用擦镜纸擦拭一下即可。关闭电源开关按钮，切断电源，将显微镜放回原处。

【结果分析】

1.细菌形态：可见球菌、杆菌、螺形菌及细菌特殊结构。

2.染色情况：G^+菌为紫色，G^-菌为红色。

【注意事项】

1.不准擅自拆卸显微镜的任何部件，以免损坏。

2.镜面只能用擦镜纸擦，不能用手指或粗布擦，以保证光洁度。

3.观察标本时，必须依次用低、中、高倍镜，最后用油镜。当目视接目镜时，特别在使用油镜时，切不可使用粗调节器，以免压碎玻片或损伤镜面。

4.拿显微镜时，一定要右手握镜臂，左手托镜座，不可单手拿，更不可倾斜拿。

5.油镜使用结束后，物镜用擦镜纸擦三遍：第一遍擦去多余的香柏油；第二遍擦镜纸蘸上二甲苯再擦镜头；第三遍再用干净的擦镜纸擦去多余的二甲苯。

6.显微镜应存放在阴凉干燥处，以免镜片滋生霉菌而腐蚀镜片。

【思考题】

使用油镜时滴加镜油的意义是什么？

实训十　肠道杆菌的生化反应

【实验目的】

掌握肠道杆菌的主要生化反应。

【实验原理】

不同的细菌具有不同的酶系，因而对底物的分解能力各异，产生的代谢产物也不相同。利用生化方法的可以鉴定代谢产物，从而鉴定出细菌。

【实验材料】

1.菌种：大肠埃希菌、伤寒沙门菌。

2.发酵管：葡萄糖、乳糖、麦芽糖、甘露糖、蔗糖、靛基质试剂。

3.培养基：克氏双糖铁培养基、蛋白胨水培养基。

【实验步骤】

（一）糖发酵试验

用灭菌接种针分别取大肠埃希菌、伤寒沙门菌，接种于 5 个单糖发酵管，做好标记，置 37℃ 温箱，18～24 小时后观察结果。

（二）克氏双糖铁斜面培养基反应试验

用灭菌接种针分别取大肠埃希菌、伤寒沙门菌，进行穿刺接种。做好标记，置 37℃ 温箱，18～24 小时后观察结果。

（三）吲哚试验（靛基质试验）

分别将大肠埃希菌、伤寒沙门菌接种于蛋白胨水培养基，37℃ 培养 24 小时。分别滴加寇氏试剂各 2～3 滴，静置（勿摇）片刻观察结果。滴加数滴靛基质试剂于培养基表面，几分钟后观察。

【结果分析】

1.糖发酵试验：若细菌能分解糖产酸不产气，则发酵管由紫变黄，用“+”表示；若细菌能分解糖产酸并有气体形成，用“⊕”表示；若细菌不分解糖，则发酵管不变色，用“-”表示。

2.克氏双糖铁斜面培养基反应试验：细菌发酵乳糖和葡萄糖产酸产气，则斜面与底层均呈黄色，且有气泡产生。若细菌只发酵葡萄糖而不发酵乳糖，则斜面为红色，底层为黄色。如底层变黑，说明该菌能产生硫化氢，生成黑色的 FeS 沉淀。

3.吲哚试验：如液面出现玫瑰红色则为阳性，记录为“+”，若不出现红色则为阴性，记录为“-”。

【注意事项】

靛基质试剂应沿管壁缓缓加入，稍待片刻即观察液面上是否出现红色，之后红色化合物会逐渐扩散以致不清晰。

【思考题】

1.糖发酵试验的原理是什么？

2.大肠埃希菌、伤寒沙门菌在双糖铁（KIA）培养基上各有何特点？

实训十一　抗酸染色法

【实验目的】

熟练掌握细菌涂片标本的制作及抗酸染色法的操作技术。

【实验原理】

分枝杆菌的细胞壁内含大量脂质(主要是分枝菌酸)包围在肽聚糖的外面,一般不易着色,要经过加热和延长染色时间来促使其着色。但分枝菌酸与染料结合后,就很难被酸性脱色剂脱色,故名抗酸染色。抗酸染色法是在加热条件下使分枝菌酸与石炭酸复红牢固结合成复合物,用3%盐酸酒精处理也不脱色。当再加碱性美兰复染后,分枝杆菌仍然为红色,而其他细菌及背景中的物质为蓝色。

【实验材料】

1.菌种:卡介苗。

2.抗酸染液:石炭酸复红液、3%盐酸酒精、碱性美兰溶液。

3.其他:生理盐水、载玻片、接种环、酒精灯、滤纸。

【实验步骤】

1.制备细菌涂片标本(和革兰染色相同)。

2.抗酸染色

(1)初染:滴加石炭酸复红,染8~10分钟,或者用玻片夹夹持涂片标本,滴加石炭酸复红2~3滴,在火焰高处徐徐加热,切勿沸腾,出现蒸汽即暂时离开,若染液蒸发减少,应再加染液,以免干涸,加热5分钟,待标本冷却后用水冲洗。

(2)脱色:3%盐酸酒精脱色30秒~1分钟,用水冲洗。

(3)复染:用碱性美兰溶液复染1分钟,用水冲洗后用滤纸吸干。

3.镜检:用显微镜油镜观察染色结果。

【结果分析】

结核分枝杆菌呈红色,常堆积成团,排列无序,偶可见呈分枝状生长。背景及非抗酸性细菌呈蓝色。

【注意事项】

1.加温染色,注意温度不可过高导致沸腾,随时滴加染液,防止干片。

2.加温染色,要待标本冷却后再水洗。

3.每次试剂用完后,请迅速盖好,以免挥发。

4.石炭酸对皮肤、黏膜有强烈刺激性和腐蚀性,使用时穿实验服并戴一次性手套操作。

【思考题】

1.抗酸染色的原理是什么?

2.抗酸染色加热时应注意什么?

参考答案

第一章　绪　　论

一、选择题

【A1 型题】

1. B　2. E　3. A　4. D　5. C　6. E　7. B　8. B　9. C　10. B
11. D　12. C　13. A　14. C

【B 型题】

1. B　2. C　3. A

二、判断题

1. ×　2. √

三、名词解释

1.免疫:是指机体免疫系统识别自身与异己物质,并通过免疫应答排除抗原性异物,以维持机体生理平衡的功能。

2.微生物:是存在于自然界的一群体形微小、结构简单、肉眼看不见,必须借助光学显微镜或电子显微镜放大数百倍、几千倍,甚至几万倍才能看到的微小生物的总称。

四、简答题

1.依据分化程度、化学组成可将微生物分为哪几类?每一类试各举一例。

答:可分三类。非细胞型微生物:病毒;原核细胞型微生物:细菌;真核细胞型微生物:真菌。

2.简述原核细胞型微生物的种类与特征。

答:种类:原核细胞型微生物包括细菌、支原体、衣原体、立克次体、螺旋体和放线菌。特征:细胞核分化程度低,仅有 DNA 盘绕形成的拟核,无核膜、核仁,细胞器不完善,仅有核糖体。

第二章 免疫系统

一、选择题

【A1 型题】

1. A 2. E 3. B 4. C 5. C 6. C 7. B 8. C 9. B 10. D
11. B 12. D 13. C 14. D 15. B

【B 型题】

1. B 2. A 3. C 4. A 5. B

二、判断题

1. × 2. √ 3. × 4. √

三、名词解释

1.免疫细胞:泛指所有参加免疫应答或与免疫应答有关的细胞及其前体细胞。

2.抗原提呈细胞:是指摄取、加工、处理抗原,并将抗原信息提呈给抗原特异性淋巴细胞的一类免疫细胞。

四、简答题

1.简述免疫器官的分类及每类中包含的免疫器官。

答:免疫器官分为中枢免疫器官和外周免疫器官。中枢免疫器官包括骨髓、胸腺。外周免疫器官包括淋巴结、脾脏、黏膜相关淋巴组织、皮肤相关淋巴组织。

2.T 细胞表面分子主要有哪些?

答:①TCR-CD3 复合物;②CD4 和 CD8 分子;③CD28;④CD40L(CD154);⑤CD2(LFA-A);⑥丝裂原受体。

第三章　抗　　原

一、选择题

【A1 型题】

1. E　2. E　3. A　4. B　5. D　6. C　7. C　8. B　9. C　10. B

【B 型题】

1. A　2. B　3. E　4. A　5. E　6. E　7. B　8. D　9. C　10. B

二、判断题

1.×　2.×　3.×　4.√

三、名词解释

共同抗原:是指在两种不同的抗原之间存在有一种相同或相似的抗原决定簇。

四、简答题

1.简述抗原的特性。

答:抗原具有两个重要特性:①免疫原性,是指抗原刺激机体特定的免疫细胞进行活化、增殖、分化,产生免疫效应物质的特性。②免疫反应性:也称抗原性,是指抗原与其诱生的抗体或效应淋巴细胞特异性结合,产生免疫反应的特性。

2.医学上有哪些重要的抗原物质?

答:①病原微生物及其代谢产物;②动物免疫血清;③异嗜性抗原;④自身抗原;⑤同种异型抗原;⑥肿瘤抗原。

第四章　免疫球蛋白与抗体

一、选择题

【A1 型题】

1. C　2. A　3. D　4. B　5. D　6. A　7. C　8. A

【B 型题】

1. B　2. E　3. A　4. B　5. A　6. C　7. B　8. A　9. A　10. C
11. B　12. B　13. B　14. C　15. E　16. B　17. A

二、判断题

1. √　2. ×　3. √　4. √　5. √　6. ×

三、名词解释

1.免疫球蛋白:指具有抗体结构或化学结构与抗体相似的球蛋白。

2.抗体:指 B 细胞识别抗原后活化、增殖分化为浆细胞,由浆细胞合成和分泌的能与相应抗原发生特异性结合的球蛋白。

四、简答题

1.简述抗体的生物学效应。

答:①结合抗原。②激活补体。③结合细胞:a.调理吞噬;b.ADCC;c.介导Ⅰ型超敏反应。④穿过胎盘和黏膜。

2.简述免疫球蛋白的基本结构。

答:免疫球蛋白的基本结构是由两条相同的重链(H 链)和两条相同的轻链(L 链)通过二硫键连接而形成的四肽链分子。

第五章　补 体 系 统

一、选择题

【A1 型题】

1. D　2. E　3. D　4. D　5. C　6. E　7. D　8. C　9. B　10. A
11. D　12. B　13. C　14. B　15. C　16. C　17. D　18. B　19. B　20. C
21. D　22. C　23. E　24. C　25. E　26. B　27. B

二、判断题

1. √　2. ×　3. √　4. √

三、名词解释

补体:是广泛存在于脊椎动物血清、组织液和细胞膜表面的一组具有酶活性的不耐热的蛋白质。

四、简答题

简述补体的生物学功能。
答:①细胞毒作用;②调理作用;③炎症介质作用;④清除免疫复合物。

第六章　免疫应答

一、选择题

【A1 型题】

1. B　2. D　3. C　4. E　5. D　6. B　7. A　8. B　9. E　10. C
11. D　12. C　13. B　14. D　15. B　16. A　17. B　18. E　19. B　20. C
21. C　22. D　23. D　24. C　25. D　26. E　27. E　28. E　29. E　30. A

二、判断题

1.√　2.√

三、名词解释

1.免疫应答:是指机体受到抗原诱导后,免疫活性细胞对抗原的识别、活化、分化以及产生免疫效应的过程。

2.再次应答:是指初次应答后,机体再次接受相同抗原刺激产生的体液免疫应答。

四、简答题

1.简述抗体产生的一般规律。

答:(1)初次应答:潜伏期长;抗体效价低;抗体存在时间短;主要为 IgM;抗体与抗原的亲和力低。

(2)再次应答:潜伏期短;抗体效价高;抗体存在时间长;主要为 IgG;抗体与抗原的亲和力高。

2.简述细胞免疫的生物学效应。

答:①抗感染;②抗肿瘤;③免疫损伤。

第七章　免疫与临床

一、选择题

【A1 型题】

1. C　2. C　3. B　4. C　5. B　6. A　7. B　8. D　9. B　10. C　11. A

【A2 型题】

1. C　2. C

【A3 型题】

1. A　2. C　3. D　4. B

【B 型题】

1. A　2. D　3. C　4. B　5. D　6. A

二、判断题

1. √　2. ×　3. √　4. ×　5. √　6. √

三、名词解释

1.变应原:引起超敏反应的抗原。

2.超敏反应:又称变态反应,指已经致敏的机体再次接受相同抗原刺激后,所引起的生理功能紊乱或组织损伤为主的异常适应性免疫应答。

四、简答题

简述Ⅰ型超敏反应的特点。

答:①反应发生快,消退也快;②由 IgE 抗体介导,补体不参与;③以生理功能紊乱为主,无明显的组织细胞损伤;④有明显个体差异和遗传倾向。

第八章　细菌的形态与结构

一、选择题

【A1 型题】

1. B　2. A　3. B　4. C　5. D　6. C　7. C　8. B　9. D　10. B
11. B　12. D　13. A　14. D　15. A　16. A　17. B　18. C　19. D　20. B
21. E　22. A　23. C　24. A　25. E　26. A　27. E　28. D　29. C　30. B

【B 型题】

1. C　2. D　3. E　4. E　5. C　6. A

二、判断题

1. ×　2. ×　3. √　4. √

三、简答题

1.简述菌毛的分类及作用。

答:菌毛根据功能不同分为普通菌毛和性菌毛。普通菌毛具有黏附性,与细菌致病力有关。性菌毛由 F 质粒编码,呈中空管状,可以传递遗传物质。

2.简述芽胞的特点。

答:①芽胞是细菌的休眠形式,不是细菌的繁殖方式。②芽胞的大小、形态和位置随细菌种类而异,有助于细菌的鉴别。③芽胞对热、干燥、化学消毒剂以及辐射等均有强大的抵抗力。④细菌芽胞不直接致病,当条件适宜,发芽成繁殖体致病。⑤医院内手术器械、敷料等用具的消毒灭菌效果,应以是否杀灭芽胞为灭菌的指标。

3.简述细菌细胞膜的功能。

答:①选择性渗透和物质转运作用;②生物合成作用;③呼吸作用;④形成中介体。

第九章　细菌的生长繁殖与培养

一、选择题

【A1 型题】

1. E　2. C　3. B　4. D　5. A　6. A　7. D　8. E　9. A　10. B
11. D　12. A　13. C　14. D　15. D　16. E　17. D　18. C　19. D　20. A

【B 型题】

1. A　2. B　3. D　4. B　5. D　6. C

二、判断题

1. √　2. ×　3. √　4. √

三、名词解释

1.细菌的生长曲线:将一定量的细菌接种于合适的培养基中,在适宜的温度培养时,细菌的生长过程具有规律性。以活菌数的对数为纵坐标,生长时间为横坐标,绘制的曲线称为细菌的生长曲线。

2.热原质:细菌合成的一种注入人体或动物体内能引起发热反应的物质,主要成分是脂多糖。

3.菌落:单个细菌分裂繁殖而成的肉眼可见的细菌集团。

四、简答题

1.试述细菌合成代谢产物的种类及意义。

答:细菌的合成代谢产物包括毒素和侵袭性酶、热原质、抗生素、维生素、细菌素、色素。毒素和侵袭性酶、热原质与致病有关;抗生素、维生素与治病有关;细菌素、色素与鉴别细菌有关。

2.简述细菌在液体、固体、半固体培养基的生长现象。

答:细菌在液体培养基中生长现象:均匀浑浊生长、沉淀生长、菌膜生长。

细菌在固体培养基中生长现象:形成菌落、菌苔。

细菌在半固体培养基中生长现象:有鞭毛的细菌沿穿刺线向四周扩散生长,没有鞭毛的细菌仅沿穿刺线生长。

第十章　细菌的分布与消毒灭菌

一、选择题

【A1 型题】

1. B　2. D　3. B　4. E　5. B　6. A　7. A　8. C　9. B　10. C
11. B　12. C　13. B　14. C　15. C　16. E　17. D　18. E　19. A　20. E
21. C　22. C　23. E

【B 型题】

1. D　2. B　3. A　4. B　5. A　6. E

二、判断题

1. ×　2. ×　3. √　4. ×

三、名词解释

1.正常菌群:正常人体的体表以及与外界相通的腔道表面存在着不同种类和一定数量的菌群,这些细菌通常对人体无害甚至有益,称为正常菌群。

2.消毒:指杀死物体上病原微生物的方法,芽胞或非病原微生物可能仍存活。

3.灭菌:指杀灭或去除物体上所有微生物的方法,包括细菌芽胞。

4.无菌:机体组织或环境中没有活的微生物存在。

5.防腐:防止或抑制微生物生长繁殖的方法。

6.菌群失调:由于某种原因,正常菌群的种类、数量和比例发生较大幅度的改变,导致微生态失去平衡,称为菌群失调。

四、简答题

1.简述条件致病菌产生的主要条件。

答:①定居部位改变;②机体免疫功能低下;③菌群失调。

2.简述正常菌群的生理意义。

答:①生物拮抗作用;②免疫作用;③营养作用;④抗衰老和抗肿瘤作用。

第十一章　细菌的遗传与变异

一、选择题

【A1 型题】

1. E　2. A　3. A　4. C　5. E　6. E　7. C　8. B　9. E　10. E
11. A　12. C　13. D　14. C　15. D　16. C　17. D　18. C　19. D　20. E
21. C　22. A　23. B　24. D　25. B

【B 型题】

1. B　2. C　3. A

二、判断题

1. √　2. ×　3. √　4. ×

三、名词解释

1.质粒:细菌染色体以外的遗传物质,为环状闭合或线性的双股 DNA 分子。
2.前噬菌体:整合在细菌染色体中的噬菌体基因称为前噬菌体。

四、简答题

医学上比较重要的质粒有哪些?
答:致育质粒(F 质粒)、耐药性质粒(R 质粒)、毒力质粒(Vi 质粒)、大肠菌素质粒(Col 质粒)。

第十二章　细菌的致病性与感染

一、选择题

【A1 型题】

1. C　2. A　3. D　4. B　5. E　6. E　7. A　8. B　9. B　10. C
11. B　12. C　13. C　14. D　15. D　16. A　17. D　18. D　19. E　20. E
21. C　22. D　23. A　24. B

【B 型题】

1. A　2. C　3. D

二、判断题

1. ×　2. ×　3. ×　4. √　5. √　6. √　7. ×　8. ×

三、名词解释

1.细菌的毒力:细菌致病能力的强弱程度。

2.带菌状态:机体在发生显性感染或隐性感染后,病原菌未立即消失,仍在体内继续存留一定时间,与机体免疫力处于相对平衡,称为带菌状态。

3.类毒素:外毒素经甲醛处理后可失去毒性,保留抗原性,称为类毒素。

4.病原菌:具有致病性的细菌称为致病菌或病原菌。

5.细菌的致病性:是指细菌引起疾病的能力。

6.内毒素:革兰阴性菌细胞壁的脂多糖成分,当细菌裂解后才释放出来。

四、简答题

1.比较细菌内毒素和外毒素的区别。

答:

区别	外毒素	内毒素
产生的细菌	革兰阳性菌及部分革兰阴性菌	革兰阴性菌
化学成分	蛋白质	脂多糖
稳定性	60~80℃ ,30 分钟被破坏	160℃ ,2~4 小时被破坏
免疫原性	强,外毒素经甲醛处理后脱毒形成类毒素	较弱。内毒素经甲醛处理后不能形成类毒素
毒性作用	强,各种外毒素对组织器官有选择性毒害作用,引起特殊临床症状	较弱,各种内毒素毒性反应大致相同,引起发热、白细胞反应、微循环障碍、休克、DIC 等

2.简述细菌的毒力及决定细菌毒力的物质基础。

答:细菌的毒力是细菌致病能力的强弱程度。构成细菌毒力的物质基础是侵袭力和毒素。构成侵袭力的物质基础是菌体的表面结构和侵袭性酶类。细菌的毒素可分为外毒素和内毒素。

第十三章　需氧和兼性厌氧球菌

一、选择题

【A1 型题】

1. A　2. D　3. D　4. B　5. B　6. B　7. A　8. D　9. B　10. C
11. A　12. A　13. B　14. D　15. A　16. B　17. B　18. C　19. A　20. A
21. A　22. D　23. B　24. C　25. C　26. D　27. B　28. B　29. D　30. C
31. E　32. C　33. E　34. A　35. B　36. A　37. B　38. E　39. A　40. B
41. A　42. A　43. A　44. E　45. B　46. C　47. C　48. D　49. E　50. E
51. B

【A2 型题】

1. B　2. D　3. B　4. A　5. C　6. D　7. A

二、判断题

1.√　2.√　3.×　4.√

三、名词解释

1. SPA:存在于葡萄球菌表面,结合在细胞壁的黏肽部分,具有抗吞噬作用,称葡萄球菌 A 蛋白(SPA)。
2. 化脓性球菌:对人致病的球菌称为病原性球菌,主要引起化脓性炎症,故又称化脓性球菌。

四、简答题

1. 简述金黄色葡萄球菌的鉴定依据。

答:①革兰阳性球菌,以葡萄串状排列为主。②血平板上菌落为金黄色,周围有明显的 β 溶血环;在高盐甘露醇平板上呈淡黄色菌落。③触酶(+),氧化酶(-),血浆凝固酶(+),甘露醇分解(+),耐热核酸酶(+)。④生霉素敏感,多黏菌素 B 耐药。

2. 简述 A 群链球菌的鉴定依据。

答:①革兰阳性球菌,呈链状排列。②血平板上形成细小、灰白色光滑型菌落,菌落周围有 β 溶血环。③PYR 试验(+),CAMP(-)。④杆菌肽敏感。

3. 简述淋病奈瑟菌的鉴定依据。

答:①革兰阴性双球菌,有荚膜。②巧克力平板上形成小而透明似水滴状,无色素菌落。③氧化酶(+),触酶(+),葡萄糖分解(+),硝酸盐还原(-)。

4. 简述金黄色葡萄球菌的致病物质及所致疾病。

答:金黄色葡萄球菌的致病物质主要有血浆凝固酶、葡萄球菌溶素、杀白细胞素、肠毒素、表皮剥脱毒素、毒性休克综合征毒素-1 及 SPA 等。

金黄色葡萄球菌引起的疾病主要有两大类:①侵袭性疾病。局部组织感染(疖、痈、毛囊炎、蜂窝组织炎、伤口化脓等)、内脏器官感染(气管炎、肺炎、脓胸、中耳炎、心包炎、心内膜炎等)及全身性感染(败血症、脓毒血症)。②毒素性疾病。食物中毒、烫伤样皮肤综合征、毒性休克综合征。

5. 简述乙型溶血性链球菌的致病物质及所致疾病。

答:致病物质有脂磷壁酸、M 蛋白、致热外毒素(又称红疹毒素或猩红热毒素)、侵袭性酶(透明质酸酶、链激酶、链道酶)、链球菌溶血素(链球菌溶素 O 和链球菌溶素 S)等。

所致疾病:化脓性感染(丹毒、淋巴管炎、蜂窝织炎、扁桃体炎、气管炎、肺炎等)、中毒性疾病(猩红热、链球菌毒性休克综合征)、超敏反应性疾病(风湿热、急性肾小球肾炎)。

6.简述链球菌的分类依据。

答:链球菌的分类依据有以下三种。

(1)根据溶血现象分类:将链球菌分为甲型溶血性链球菌、乙型溶血性链球菌和丙型链球菌三类。

(2)根据抗原结构分类:根据 C 抗原的不同将链球菌分为 20 群(A~H,K~V)。

(3)根据对氧的需要分类:分为需氧性、兼性厌氧性和厌氧性链球菌三类。

7. 简述金黄色葡萄球菌和乙型溶血性链球菌引起的化脓感染的不同及其原因。

答:金黄色葡萄球菌引起的化脓感染易于局限化和形成血栓,这与其能产生血浆凝固酶有关,血浆凝固酶使血浆中的纤维蛋白等沉积于菌体表面并形成血栓保护病菌不受血清杀菌物质的破坏,同时使感染局限化;而乙型溶血性链球菌引起的化脓感染易于扩散化,这与其能产生侵袭酶如透明质酸酶、DNA 酶、链激酶等有关,这些酶可分解细胞间质的透明质酸,或分解脓液中高度黏稠性的 DNA,或可溶解血块等,使病菌易于在组织中扩散,使脓液稀薄。

第十四章　革兰阴性需氧和兼性厌氧杆菌

一、选择题

【A1 型题】

1. B　2. C　3. A　4. B　5. A　6. C　7. A　8. A　9. B　10. D
11. A　12. C　13. C　14. D　15. C　16. E　17. B　18. A　19. B　20. A
21. C　22. E　23. D　24. E

【A2 型题】

1. A　2. A　3. C　4. C

【A3 型题】

1. D　2. B　3. B

【B 型题】

1. A　2. B　3. E　4. B　5. A

二、判断题

1. √　2. √　3. ×　4. ×　5. ×　6. ×

三、名词解释

1.肥达反应:用已知伤寒沙门菌 O 抗原、H 抗原,副伤寒沙门菌 H 抗原,检测受检血清中有无相应抗体的半定量凝集试验,可辅助诊断伤寒和副伤寒。

2. 外-斐试验:变形杆菌 X19、X2、Xk 等类型的 O 抗原与立克次体有共同抗原成分,提取上述类型变形杆菌的 O 抗原代替立克次体的抗原,与疑为立克次体病患者的血清进行凝集试验,辅助诊断立克次体病。

3. 苛养菌:是指对生长环境、营养要求比较苛刻,在一般培养基上不生长或难以生长,体外培养需添加特殊因子或其他营养成分才能生长的一类细菌。

4. 卫星现象:当流感嗜血杆菌与金黄色葡萄球菌一起培养时,可见到靠近葡萄球菌菌落的流感嗜血杆菌菌落较大,而远离葡萄球菌菌落的流感嗜血杆菌菌落较小或不生长,这种现象称卫星现象。

四、简答题

1. 简述常见的肠道杆菌以及鉴定程序。

答:①常见的肠道杆菌有大肠埃希菌、痢疾志贺菌、伤寒沙门菌、肺炎克雷伯菌、变形杆菌、产气肠杆菌等。②鉴定程序:a.涂片染色镜检。b.分离培养,接种于选择培养基。c.挑选可疑菌落进行生化试验。d.血清学试验。e.药敏试验。

2. 如何进行霍乱弧菌的分离培养和鉴定?

答:①标本分离:发病早期、用药之前采集粪便标本,接种于碱性蛋白胨水增菌。②鉴定:a.直接涂片染色镜检,呈鱼群状排列的革兰阴性弧菌。b.动力及制动试验,观察细菌动力,细菌运动活泼,制动试验阳性。c.分离培养,TCBS 琼脂上呈黄色菌落,碱性琼脂平板上呈较大扁平半透明水滴状菌落。d.生化反应,氧化酶

(+),靛基质试验(+),黏丝试验(+)。e.血清学鉴定,确定血清群、血清型。可与O1群霍乱弧菌多价诊断血清发生明显凝集反应。

3. 简述大肠埃希菌所致疾病。

答:(1)肠道外感染:条件致病,引起化脓性炎症,以泌尿系统化脓感染为主,还可引起胆囊炎、败血症、脑膜炎等。

(2)肠道感染:急性腹泻。

1)肠产毒性大肠埃希菌(ETEC):引起旅行者和婴幼儿腹泻。

2)肠致病性大肠埃希菌(EPEC):引起婴幼儿腹泻,具有高度传染性,严重可导致死亡。

3)肠侵袭性大肠埃希菌(EIEC):多侵犯较大儿童和成年人,引起类似菌痢的腹泻。

4)肠出血性大肠埃希菌(EHEC):可产生与志贺菌类似的毒素,引起出血性结肠炎、急性肾衰竭、溶血性尿毒综合征、血小板减少性紫癜。

5)肠凝集性大肠埃希菌(EAEC):引起婴儿腹泻,持续性水样便。

第十五章　革兰阳性需氧和兼性厌氧杆菌

一、选择题

【A1 型题】

1. A　2. B　3. D　4. A　5. B　6. B　7. B　8. E　9. D　10. D
11. C　12. C　13. E　14. C　15. A　16. C　17. D　18. E　19. A

二、判断题

1. √　2. ×　3. √　4. √　5. ×

三、名词解释

异染颗粒:细菌胞质颗粒中一种主要成分是 RNA 和多偏磷酸盐的颗粒,其嗜碱性强,用亚甲蓝染色时着色较深呈紫色,又称迂回体,常见于白喉棒状杆菌,位于菌体两端,又称极体。

四、简答题

1.炭疽芽胞杆菌可通过哪些途径感染人体？各引起何种临床类型的炭疽？

答:①经皮肤小伤口感染,引起皮肤炭疽。②经呼吸道吸入炭疽芽胞杆菌的芽胞而感染,引起肺炭疽。③食入芽胞污染的食物、未煮熟的病畜肉类或奶而感染,引起肠炭疽。

2.简述白喉棒状杆菌的形态特点。

答:①革兰染色阳性,着色不均匀。②菌体细长微弯曲,菌体的一端或两端膨大成棒状,奈瑟染色或 Albert 染色后两端或一端颜色较深,称为异染颗粒。③无芽孢、无鞭毛、无荚膜。

第十六章　分枝杆菌属、诺卡菌属及放射线菌属

一、选择题

【A1 型题】

1. D　2. B　3. D　4. D　5. C　6. B　7. E　8. C　9. D　10. B
11. D　12. D　13. A　14. B　15. E　16. D　17. C　18. A　19. D　20. C
21. D

二、判断题

1. ×　2. ×　3. ×　4. ×　5. √

三、名词解释

卡介苗(BCG):是将有毒力的牛结核分枝杆菌在含胆汁、甘油和马铃薯的培养基中,经 13 年 230 次传代而获得的减毒活疫苗。

四、简答题

1.简述结核菌素试验的实际应用。

答:结核菌素试验的实际应用:①选择卡介苗接种对象和测定卡介苗接种后的免疫效果,结核菌素试验阴性者应接种或补种卡介苗。②在未接种卡介苗的人群中进行结核分枝杆菌感染的流行病学调查,了解人群自然感染率。③作为婴幼儿(尚未接种过卡介苗)结核病的辅助诊断。④测定肿瘤患者的细胞免疫功能。

2.简述结核分枝杆菌的致病物质的特点及与毒力有关的主要物质。

答:结核分枝杆菌不含内毒素,也不产生外毒素和侵袭性酶类,主要致病物质为其菌体成分。与毒力有关的成分主要包括脂质、蛋白质和荚膜,其中脂质与毒力有关的是:①索状因子,具有破坏线粒体膜及引起慢性肉芽肿的作用。②磷脂,能刺激单核细胞增生,与形成结核结节及干酪坏死有关。③蜡质 D,蛋白质能与蜡质 D 结合促使迟发型超敏反应组织坏死。④硫酸脑苷脂,抑制吞噬细胞内溶酶体与吞噬体的结合,阻止溶酶体酶对组织的分解。

3.简述结核分枝杆菌检测时,痰液标本如何正确取材。

答:(1)标本采集器具:采用 WTO 推荐的螺旋盖痰瓶或用密封塑料盒、蜡质盒。

(2)采集方法:①晨痰。患者晨起清水漱口,收集第三口痰。②即时痰。就诊时深吸气咳出的痰液。③夜间痰。送痰前一日,患者晚间咳出的痰液。

(3)标本性状:合格痰液标本应是患者深吸气后,由肺部深处咳出的分泌物:①干酪样痰;②血痰;③黏液痰。

第十七章　厌　氧　菌

一、选择题

【A1 型题】

1. D　2. A　3. B　4. D　5. C　6. E　7. A　8. C　9. D　10. B
11. A　12. B　13. D　14. C　15. E　16. B　17. C　18. E　19. B　20. B
21. B　22. A

【A2 型题】

1. C

【A3 型题】

1. A　2. B　3. B　4. B　5. A

【B 型题】

1. B　2. D　3. C　4. A　5. B　6. C　7. D　8. C　9. A　10. B
11. B　12. A　13. E　14. E　15. B

二、判断题

1. √　2. √　3. ×　4. ×

三、名词解释

1.汹涌发酵:产气荚膜梭菌在牛乳培养基中能分解乳糖产酸,使其中的酪蛋白凝固;同时产生大量气体,将凝固的酪蛋白冲成蜂窝状,将液面封固的凡士林层上推,甚至冲走试管口棉塞,气势凶猛,称“汹涌发酵”。

2.厌氧性细菌:是一大群必须在无氧环境下才能生长繁殖的细菌。

四、简答题

1.如何防治破伤风?

答:如遇到可疑伤口应做到清创、扩创,同时使用大剂量青霉素抑制细菌繁殖。用破伤风抗毒素对患者进行紧急预防,对已发病者用大剂量破伤风抗毒素进行特异性治疗。易感人群如儿童、军人和易受外伤人群应接种破伤风类毒素。儿童应采用白百破三联疫苗进行接种预防。

2.简述破伤风梭菌的致病条件。

答:致病条件是感染局部厌氧微环境:①窄而深的伤口(如刺伤),有泥土或异物污染。②伴有需氧菌及兼性厌氧菌的同时感染。③坏死组织多而造成局部缺血、缺氧,导致低氧化还原电势的环境。以上均利于厌氧芽胞梭菌的芽胞出芽、繁殖而致病。

第十八章　螺旋体、支原体、衣原体、立克次体

一、选择题

【A1 型题】

1. B　2. C　3. B　4. E　5. D　6. B　7. D　8. C　9. C　10. B
11. A　12. E

【A2 型题】

1. B　2. C　3. E

【B 型题】

1. E　2. A　3. D　4. B　5. A　6. D　7. E　8. A　9. C　10. C
11. D　12. E

二、判断题

1. √　2. √　3. √　4. √

三、名词解释

1.支原体:是一类没有细胞壁,能通过滤菌器,唯一能在人工无生命培养基上生长繁殖的最小原核细胞型微生物。

2.衣原体:是一类严格真核细胞内寄生、有独特的发育周期,能通过细菌滤器的原核细胞型微生物。

四、简答题

简述普氏立克次体、斑疹伤寒立克次体和恙虫病立克次体的传播媒介及所致疾病。

答:①普氏立克次体以人虱为媒介在人与人之间传播,引起流行性斑疹伤寒。②斑疹伤寒立克次体以鼠蚤或鼠虱为媒介传染给人,引起地方性斑疹伤寒。③恙虫病立克次体以恙螨为媒介感染人类,引起恙虫病。

第十九章　真　　菌

一、选择题

【A1 型题】

1. C　2. B　3. B　4. D　5. B　6. D　7. C　8. E　9. D　10. A
11. C　12. B　13. E　14. C　15. B　16. B　17. A　18. C　19. A　20. C
21. A

二、判断题

1. √　2. √　3. √　4. ×

三、名词解释

真菌:是一类具有典型细胞核和完整细胞器,无根、茎、叶,不含叶绿素,细胞壁含几丁质和纤维素的单细胞或多细胞异养真核细胞型微生物。

四、简答题

1.简述真菌对人类所致疾病的种类。

答:①致病性真菌感染;②条件致病性真菌感染;③真菌超敏反应性疾病;④真菌毒素中毒;⑤有些真菌毒素可引起肿瘤。

2.简述真菌按照形态结构的分类及其特点。

答:真菌按照形态结构分为单细胞真菌和多细胞真菌。单细胞真菌呈圆形或椭圆形,以出芽方式增殖,常见于酵母菌和类酵母菌。多细胞真菌由菌丝和孢子组成,菌丝生长分枝,交织成团,又称为丝状菌或霉菌。

第二十章　病毒的基本性状

一、选择题

【A1 型题】

1. D　2. D　3. C　4. D　5. C　6. B　7. A　8. A　9. A　10. E
11. B　12. C　13. A　14. D　15. B　16. D　17. A　18. C　19. D　20. D
21. E　22. B　23. A　24. C　25. D　26. C

【B 型题】

1. A　2. D

二、判断题

1. ×　2. ×　3. ×　4. √

三、名词解释

1.病毒：是一类体积微小、结构简单、仅有一种类型核酸(DNA 或 RNA)，必须在活的易感细胞内以复制方式进行增殖的非细胞型微生物。

2.干扰现象：当两种病毒同时或先后感染同一细胞或机体时，可发生一种病毒抑制另一种病毒增殖的现象，称为病毒的干扰现象。

3.病毒体：完整成熟的病毒颗粒称为病毒体。

4.垂直传播：病毒通过胎盘或产道，由亲代直接传给子代的方式称为垂直传播。

5.水平传播：病毒在人群个体之间的传播方式。

四、简答题

1.简述病毒的复制周期。

答：吸附、穿入、脱壳、生物合成、装配、释放。

2.简述病毒的基本特征。

答：①体积微小：可通过细菌滤器，需借助电子显微镜观察。②结构简单：无完整的细胞结构，只含有一种核酸(RNA 或 DNA)。③专性寄生：因缺乏产生能量的酶系统，必须在易感的活细胞内寄生；④以复制的方式增殖。⑤对抗生素不敏感，但对干扰素敏感。

3.简述病毒对宿主细胞的直接致病作用。

答：①杀细胞效应；②稳定状态感染；③包涵体形成；④细胞凋亡；⑤基因整合与细胞转化。

第二十一章　呼吸道感染病毒

一、选择题

【A1 型题】

1. B　2. B　3. E　4. C　5. C　6. D　7. B　8. C　9. E　10. D
11. B　12. A　13. C　14. C　15. B　16. B　17. C　18. D

【A2 型题】

1. E

【B 型题】

1. A　2. C　3. D　4. A　5. B　6. D　7. A

二、判断题

1. √　2. ×　3. ×

三、名词解释

呼吸道病毒:是以呼吸道为主要侵入门户,引起呼吸道局部感染或其他组织器官病变的病毒。

四、简答题

简述流感病毒包膜刺突的组成及功能。

答:流感病毒包膜刺突有血凝素(HA)和神经氨酸酶(NA),是病毒分亚型的依据。HA:与病毒的吸附和穿入宿主细胞有关。呈柱状,为三聚体,每个单体需形成二硫键连接的 HA1 和 HA2 两个亚单位,病毒才有感染性。HA1 可与上皮细胞上的唾液酸受体结合,与病毒的吸附有关;HA2 具有膜融合活性,与释放核衣壳有关。HA 具有抗原性,能刺激机体产生相应抗体称为血凝抑制抗体,能抑制血凝现象和中和病毒感染性,为保护性抗体。NA:四聚体,呈蘑菇状。可破坏细胞膜上病毒特异性受体,有利于成熟病毒的释放和集聚病毒的扩散。但不能中和病毒的感染性。NA 具有抗原性,其相应抗体能抑制酶的水解作用。

第二十二章　消化道病毒

一、选择题

【A1 型题】

1. E　2. B　3. C　4. C　5. E　6. B　7. D　8. A　9. C　10. A
11. B　12. E　13. D　14. D　15. D　16. A　17. C　18. C　19. D　20. E
21. C

【B 型题】

1. B　2. A

二、判断题

1. √　2. ×　3. ×

三、名词解释

潜伏期:从病毒吸附于细胞到受染细胞释放出子代病毒所需的最短时间。

四、简答题

人类肠道病毒有哪些?有何致病特点?

答:人类肠道病毒包括脊髓灰质炎病毒、柯萨奇病毒、埃可病毒和新型肠道病毒等。致病特点:①主要通过粪-口途径传播。②易感对象主要为儿童。③隐性感染多见。④病毒虽在肠道增殖,却很少引起肠道疾病,病毒可侵入血流并播散至其他组织和神经系统,引起多种临床疾病。⑤不同的肠道病毒可引起相同的临床综合征,同一种病毒也可引起几种不同的临床疾病。

第二十三章 肝炎病毒

一、选择题

【A1 型题】

1. B 2. D 3. A 4. B 5. B 6. B 7. D 8. D 9. B 10. D
11. C 12. A 13. E 14. B 15. D 16. B 17. C 18. D 19. C 20. D
21. B 22. E 23. D

【A2 型题】

1. E 2. C

【A3 型题】

1. A 2. A 3. D

【B 型题】

1. C 2. B 3. A 4. C 5. D 6. B

二、判断题

1. × 2. √ 3. √ 4. ×

三、名词解释

Dane 颗粒:大球形颗粒,具有感染性的 HBV 完整颗粒。

四、简答题

1.简述五种肝炎病毒的传播途径。

答:HAV 和 HEV 主要通过粪-口途径,HBV、HCV、HDV 主要经过血液传播,也可经性传播及垂直传播。

2.简述 HBV 血清学主要抗原抗体标志物并说明其在疾病诊断中的意义。

答:①表面抗原(HBsAg):是 HBV 感染的主要标志,也是制备乙肝疫苗的主要成分。②核心抗原(HBcAg):其外被 HBsAg 覆盖,一般不游离于血液循环中,所以不易从感染者的血液中检出,但能刺激机体产生抗-HBc,血清中查到抗-HBc-IgM 提示 HBV 正处于复制状态。③e 抗原(HBeAg):是一种可溶性蛋白质,游离于血清中 ,可作为 HBV 复制及血液具有强传染性的指标之一。

第二十四章　逆转录病毒和其他病毒

一、选择题

【A1 型题】

1. B　2. A　3. E　4. D　5. B　6. A　7. D　8. E　9. C　10. A
11. C　12. A　13. C　14. B　15. B　16. A　17. E　18. D　19. C

【A2 型题】

1. E

【B 型题】

1. A　2. B　3. C　4. A　5. B

二、判断题

1. √　2. ×　3. ×　4. √

三、名词解释

逆转录病毒:是一组含有逆转录酶,具有包膜的 RNA 病毒。可引起人和动物白血病和 AIDS 等严重疾病。

四、简答题

试述艾滋病的传染源和传播途径。

答:艾滋病的传染源是 HIV 无症状携带者和艾滋病患者。主要传播方式:①性传播:通过同性或异性间的性行为传播。②血液传播:通过传入血液、血制品共用污染注射器及针头等传播,静脉药瘾者是高危人群。③母婴传播:经胎盘、产道或哺乳等方式传播。

第二十五章　人体寄生虫概论

一、选择题

【A1 型题】

1. E　2. B　3. C　4. E　5. C　6. D　7. A　8. A　9. C　10. D
11. D　12. C　13. D　14. D　15. C　16. B

【B 型题】

1. C　2. B　3. D

二、判断题

1. ×　2. √　3. ×　4. ×

三、名词解释

1.终宿主:寄生虫成虫或有性生殖阶段所寄生的宿主。

2.中间宿主:寄生虫幼虫或无性生殖阶段所寄生的宿主。

3.寄生虫的生活史:寄生虫完成一代生长、发育和繁殖的全过程。

4.感染阶段:寄生虫的生活史比较复杂,有不同的阶段,其中具有感染人体能力的发育阶段称为感染阶段。

四、简答题

简述寄生虫病的流行特点及其影响因素。

答:寄生虫病的流行特点主要为地方性、季节性、自然疫源性。寄生虫病的流行因素包括自然因素、生物因素、社会因素。

第二十六章 常见医学蠕虫

一、选择题

【A1 型题】

1. B 2. A 3. C 4. B 5. B 6. E 7. D 8. E 9. C 10. E
11. B 12. C 13. C 14. B 15. A 16. E 17. A 18. A 19. E 20. E
21. C 22. A 23. B 24. D 25. B 26. D 27. B 28. A 29. E 30. C
31. C 32. E 33. E 34. E

二、判断题

1. × 2. ×

三、名词解释

世代交替:寄生虫在完成生活史发育过程时,需经过无性生殖世代与有性生殖世代的交替进行,称为世代交替。

四、简答题

1.蛔虫常见的并发症有哪些?

答:①胆道蛔虫症。②肠梗阻。③蛔虫性阑尾炎。

2.钩虫病患者贫血的主要原因是什么?

答:①以钩齿或板齿咬附在肠黏膜上。②不断更换吸血部位。③分泌抗凝素防止血液凝固。

3.列表比较蛔虫、钩虫、蛲虫、鞭虫的感染阶段、感染方式及寄生部位。

答:

不同寄生虫	感染阶段	感染方式	寄生部位
蛔虫	感染性虫卵	经口误食入	小肠
钩虫	丝状蚴	经皮肤侵入	小肠
蛲虫	感染性虫卵	经口误食入	回肠、盲肠
鞭虫	感染性虫卵	经口误食入	盲肠

4. 生食或半生食淡水鱼、虾、溪蟹、蝲蛄可能感染哪些寄生虫?它们主要寄生于人体的什么部位?

答:可能引起肝吸虫(华支睾吸虫)、肺吸虫(卫氏并殖吸虫)。肝吸虫主要寄生于人体的肝胆管内,肺吸虫主要寄生于人体的肺部。

第二十七章　常见医学原虫

一、选择题

【A1 型题】

1. A　2. B　3. D　4. A　5. D　6. C　7. D　8. C　9. B　10. E
11. D　12. C　13. B　14. D　15. C　16. A　17. A　18. E　19. C

【A3 型题】

1. D　2. C

二、判断题

1. √　2. √

三、名词解释

疟疾的再燃:疟疾初发停止后,体内残存的少量红内期疟原虫又重新大量增殖,引起疟疾的再次发作,称为再燃。

四、简答题

阿米巴痢疾的主要传染源来自哪类人群?感染人体后能损害哪些器官,最常见的侵袭部位是什么?

答:阿米巴痢疾的主要传染源来自慢性阿米巴结肠炎患者。感染人体后能损害结肠、肝、肺、脑及肛周皮肤。最常见的侵袭部位是结肠。

“第四篇　实验指导”参考答案

【实训一】

什么是直接凝集试验，其临床应用如何？

答：在适宜的电解质参与下，颗粒性抗原直接与相应抗体发生特异性结合，出现肉眼可见的凝集现象，称为直接凝集试验。因操作简单、快速，目前常用于菌种的诊断与分型、ABO 血型鉴定、交叉配血等。

【实训二】

为何单向琼脂扩散试验，需要每一批次均做标准曲线？

答：单向琼脂扩散试验影响因素较多，琼脂板的质量、浓度、黏度、厚度、湿度、打孔质量等均会影响扩散结果。为避免误差，保证结果的准确性，所以每一批次均需制定标准曲线。

【实训三】

双向琼脂扩散试验的主要应用有哪些？

答：双向琼脂扩散试验的主要应用有：①抗原或抗体的定性分析。②抗原或抗体的相对分子量和相对浓度的估计。③分析抗原的性质。④抗体效价测定。⑤抗原或抗体纯度鉴定。

【实训四】

ELISA 法用于检测抗原和检测抗体的类型各有哪些？其临床应用如何？

答：(1)检测抗原的技术类型包括：①双抗体夹心法，主要应用于拥有两个相同抗原决定簇的抗原检测。②双位点一步法：主要应用拥有两个不同抗原决定簇的抗原检测。③竞争法：主要应用与小分子抗原或半抗原的检测。

(2)检测抗体的技术类型包括：①间接法，是最为常用的检测方法，可用于检测各类不同特异性 IgG。②捕获法，主要应用于 IgM 类抗体的检测。③双抗原夹心法，常用于检测 HbsAb。④竞争法，较少使用，目前主要用于 HbeAb 和 HbcAb 的检测。

【实训五】

当标本待测物浓度过高时，为何会出现检测线可能不出现或极浅淡？

答：当检测物浓度过高时，检测区固定抗体和胶体金包被抗体的抗原结合位点分别与高浓度待测抗原结合，导致固定抗体无法吸附待测物和胶体金包被抗体的免疫复合物，最终因结合胶体金标记物过少导致检测线不出现或颜色浅淡。

【实训六】

1.平板划线接种的目的是什么？什么是纯培养？

答：平板划线的目的是把混杂在一起的微生物或同一微生物群体中的不同细胞，用接种环在平板表面上做多次由点到线的划线稀释而获得较多独立分布的单个细胞，并让其成长为单菌落。纯培养是指一个细菌或一群相同的细菌经过培养繁殖而得到后代。

2.液体培养基的用途有哪些？

答：液体培养基主要用以增菌培养，也可用于观察细菌的生长情况和菌种保存。

3.半固体培养基的用途有哪些？

答：半固体培养基主要用以观察细菌的运动、厌氧菌的分离和菌种的鉴定等。

【实训七】

1.在微生物实验中,为什么要进行无菌操作?

答:主要是避免培养物收到外源性病原微生物的污染,其次也减少环境污染和对操作人员的危害。

2.咽部细菌培养为什么要用血琼脂平板?

答:血琼脂平板可以提供更高的营养条件,有利于某些营养要求高的细菌生长,并且可以通过是否出现溶血环及溶血环的类型来初步鉴定细菌。

【实训八】

1.革兰染色的原理是什么?

答:革兰阳性菌细胞壁主要由肽聚糖形成的致密网状结构组成,壁厚,类脂含量低,交联度高,用乙醇处理后,发生脱水作用,肽聚糖层孔径缩小,透性降低,从而使结晶紫-碘复合物不易被洗脱而保留在细胞内,故细菌仍保留初染时的紫色。革兰阴性菌肽聚糖层较薄,交联度低,含较多类脂质,故用乙醇处理后,类脂质被溶解,细胞壁孔径变大,通透性增加,使初染的结晶紫和碘的复合物易于渗出,细胞被脱色,经稀释的复红复染后呈红色。

2.如果脱色时间过长,染色结果会怎样?如果脱色时间过短,染色结果会怎样?

答:脱色时间过长,会使脱色剂渗透进阳性菌的细胞壁中,使染上的结晶紫脱去颜色,最后染上复红的颜色,变成革兰阴性菌;而脱色时间太短的话,会使阴性菌染上的结晶紫不能完全脱色,出现紫色,误认为革兰阳性菌。

【实训九】

使用油镜时滴加镜油的意义是什么?

答:镜油可减少因不同介质导致折光率的差异,从而提高成像亮度和分辨率。

【实训十】

1.糖发酵试验的原理是什么?

答:糖发酵试验是用于检测微生物对各种碳源的利用能力,其原理是不同微生物具有不同的酶系,在分解糖类物质的能力上有很大差异。有些细菌能分解某种糖并产酸(如乳酸、醋酸、丙酸等)和气体(如氢、甲烷、二氧化碳等);有些细菌只产酸不产气。

2.大肠埃希菌、伤寒沙门菌在双糖培养基上各有何特点?

答:大肠埃希菌在双糖铁(KIA)中的实验结果是底层和斜面都呈黄色,产生气体。伤寒沙门菌在 KIA 中,斜面产碱、底层产酸,硫化氢试验阳性,故斜面呈红色、底层呈黑色。

【实训十一】

1.抗酸染色的原理是什么?

答:分枝杆菌的细胞壁内含大量脂质(主要是分枝菌酸)包围在肽聚糖的外面,一般不易着色,要经过加热和延长染色时间来促使其着色。但分枝菌酸与染料结合后,就很难被酸性脱色剂脱色,故名抗酸染色。抗酸染色法是在加热条件下使分枝菌酸与石炭酸复红牢固结合成复合物,用 3% 盐酸酒精处理也不脱色。当再加碱性美兰复染后,分枝杆菌仍然为红色,而其他细菌及背景中的物质为蓝色。

2.抗酸染色加热时应注意什么?

答:加热时注意温度不可过高导致沸腾,随时滴加染液,防止干片。

参考文献

[1]肖纯凌,吴松泉.病原生物与免疫学[M].8版.北京:人民卫生出版社,2018.
[2]何宁,龚宗跃.病原生物与免疫学[M].2版.北京:人民卫生出版社,2022.
[3]林逢春,孙中文.免疫学检验[M].5版.北京:人民卫生出版社,2020.
[4]李剑平,吴正吉.微生物学检验[M].5版.北京:人民卫生出版社,2020.
[5]汪晓静.寄生虫学检验[M].5版.北京:人民卫生出版社,2021.
[6]周密.病原生物学与免疫学实验指导[M].北京:人民卫生出版社,2017.
[7]段巧玲,李剑平.微生物学检验实验指导[M].2版.北京:人民卫生出版社,2015.
[8]夏广军,吴义春.疾病学基础[M].北京:人民卫生出版社,2016.

www.ingramcontent.com/pod-product-compliance
Lightning Source LLC
Chambersburg PA
CBHW041513210926
51847CB00012B/128